DEMMLER VERLAG

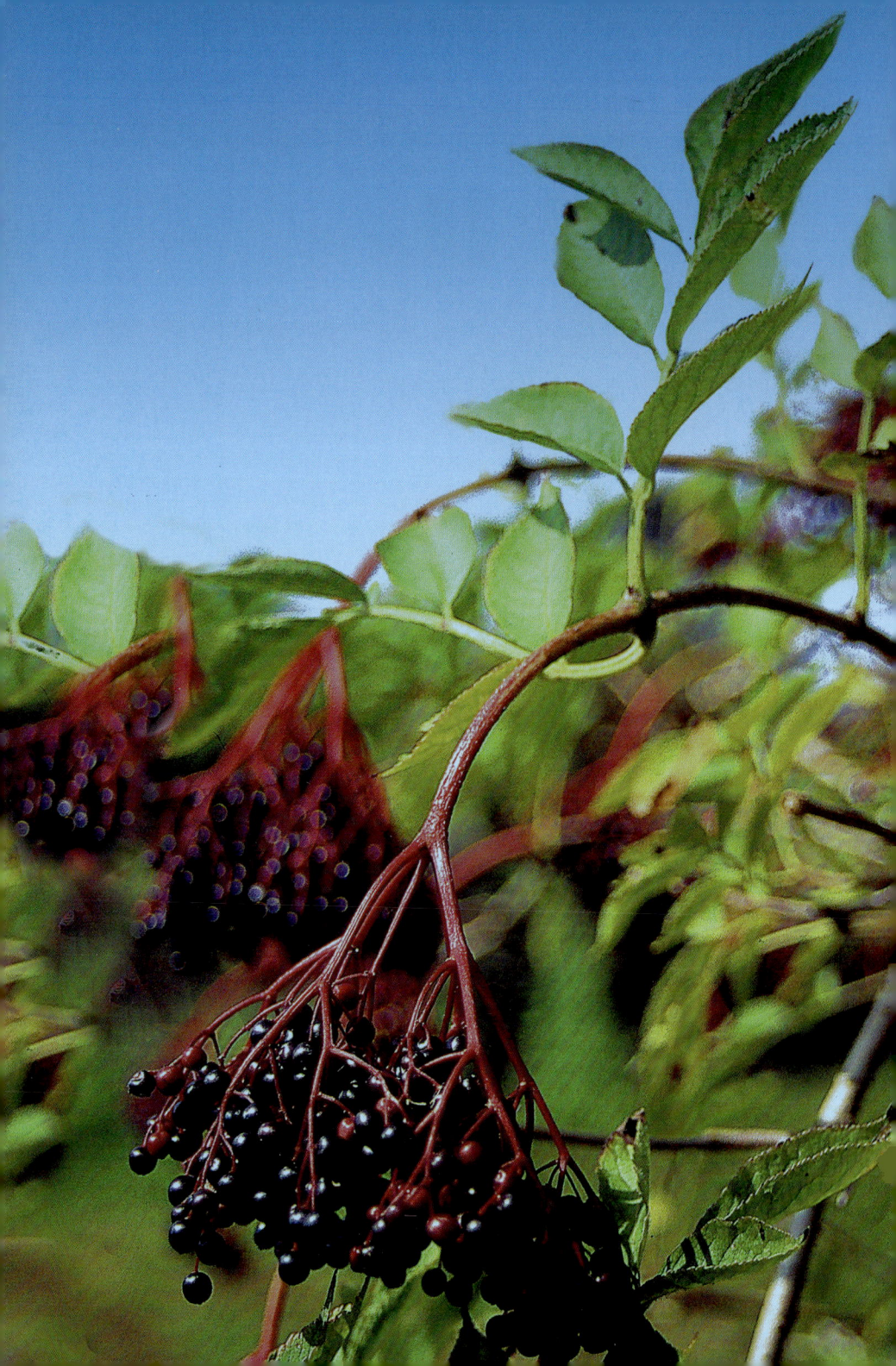

Krystin Liebert

Holunder
Mythos, Heilwirkungen
&
Rezepte

DEMMLER VERLAG

Titelfoto: Krystin Liebert
Fotos: Siehe Fotonachweis
Illustrationen: Andreas Trosky

© 2009 Demmler Verlag
Tel./Fax: 03 85 / 48 44 979
info@demmlerverlag.de
www.demmlerverlag.de

Grafische Gestaltung: Matthias Krempien, Grafikdesigner (HBFS)

Satz und Layout: Matthias Krempien, Grafikdesigner (HBFS)

Druck und Verarbeitung: DZA Druckerei zu Altenburg GmbH, Altenburg

ISBN 978-3-910150-79-9

Zum Geleit

Als meine Familie und ich vor einigen Jahren ein altes Haus mit verwildertem Schulgarten in Mecklenburg bezogen, war es der Holunder, der uns mit dem betörenden Duft seiner weißen Blütenschleier willkommen hieß. Viele Exemplare fanden wir vor, junge und alte, knorrige und wohlgewachsene – und bis heute fiel kein Strauch der Axt zum Opfer.

Im Frühjahr lockt der Holunder mit seinen cremefarbenen Blütenschirmen, seine schwarzen Beeren läuten die dritte Jahreszeit, den Herbst ein. Zweimal im Jahr also können wir aus seinen Gaben Köstlichkeiten kreieren und diese auch im Winter genießen. Aber der Holunder ist weit mehr als nur ein Spender von Kulinarischem.

Seit jeher gilt der Strauch als Beschützer von Haus und Hof und versorgt die Menschen mit seinen Heilkräften. Dass der Holunder eine unserer ältesten volkstümlichen Pflanzen ist, zeigt sich in der Fülle an Geschichten und Mythen um ihn. Die Menschen lieben diesen Strauch. Kinder schnitzen sich aus seinem Holz Flöten und Blasrohre, und jeder kennt das Märchen von Frau Holle, welche dem Strauch seinen Namen gab.

In unserer schnelllebigen Zeit ist es nur ein Bedürfnis des Menschen, sich den natürlichen Rhythmen zu widmen, um einen Ruhepol zu finden. Eine Möglichkeit bietet die Beschäftigung mit Wildpflanzen, wie dem Holunder mit seinen jahreszeitlichen Besonderheiten. Von der Blüte bis zur Beere können wir diese Pflanze beobachten, ihre Früchte ernten und von Hand verarbeiten. Um jedoch das ganze Wesen des Holunders zu erfassen, können wir seinen Spuren in vergangene Zeiten folgen und seine Geschichten lesen.

Den dunkelvioletten Saft, den man aus den Holunderbeeren gewinnt, kennt jeder als Hausmittel bei Erkältungen. Aber es gibt eine Vielfalt von Anwendungsmöglichkeiten, die sich durch die verschiedenen Wirkstoffe in unterschiedlichen Pflanzenteilen ergeben.

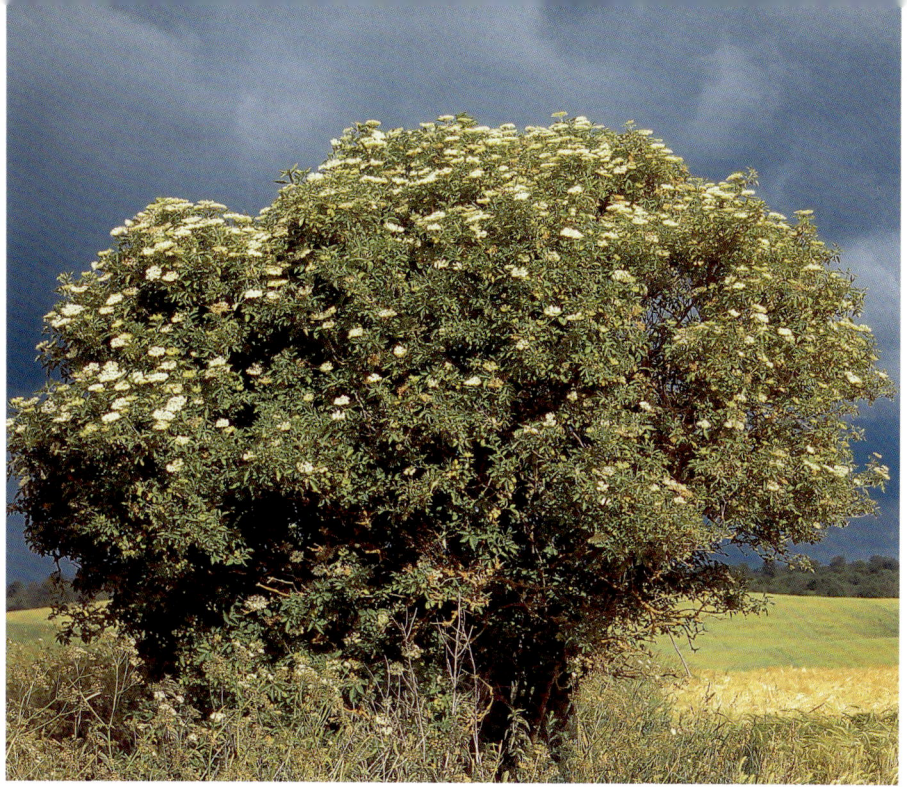

Holunderbaumblüte in Mecklenburg

Jeder kann die Heilkraft des Holunders einfach nutzen, z.B. während einer blutreinigenden Frühjahrskur.

Dieses Buch soll den Holunder in seiner Ganzheit betrachten und den Leser ermuntern, wieder hinaus in die Natur zu gehen, einen Holunderstrauch aufzusuchen und seine gesundheitsfördernden und genussvollen Gaben zu nutzen.

Der Holunder ist eine unserer großen Mysterienpflanzen, und wir können dazu beitragen, das Wissen um diese Pflanze zu bewahren und wiederzubeleben. Und vielleicht wird das eine oder andere Exemplar wieder in unsere Gärten gepflanzt.

Krystin Liebert, im März 2009

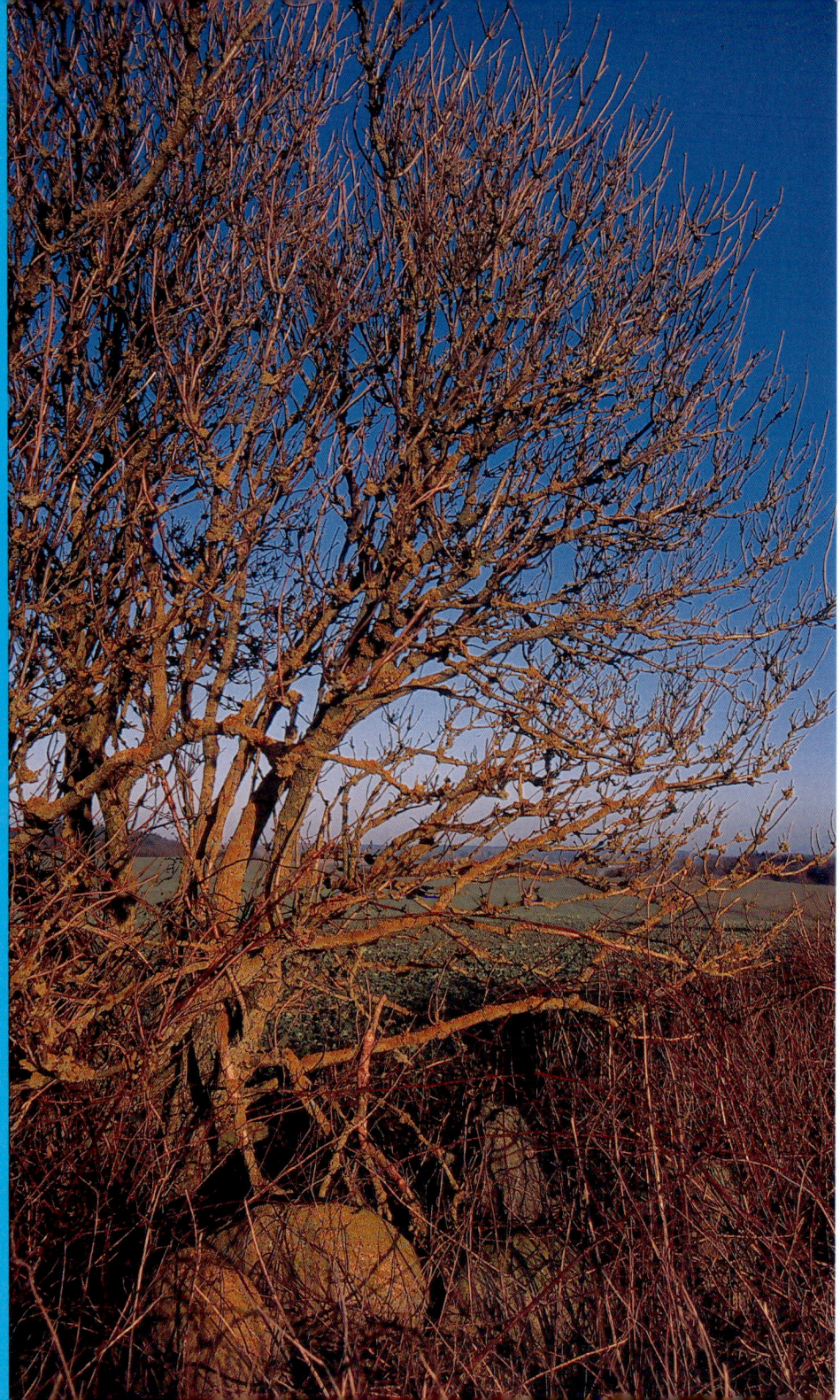

Geschichte und Mythos

Geschichtliches

Möglicherweise war der Holunder bereits den Bewohnern der Pfahlbauten bekannt. Bei Ausgrabungen von steinzeitlichen Wohnstätten in der Schweiz und Oberitalien fand man Überreste von Holundersamen und -beeren sowie kleine Zweige. Es ist anzunehmen, dass man die Beeren schon damals zur Saft-und Musbereitung verwandte. Die Germanen färbten mit Holundersaft Gesichter und Götterbilder.

Erste schriftliche Erwähnungen über den Holunder finden sich bei Theophrast von Eresos (377-287 v.Chr.), einem griechischen Philosophen und Schüler des Aristoteles. Sein Werk über die Grundlagen zur Pflanzenmorphologie- und physiologie, darunter *Causae* und *Historia plantarum* machte ihn zum „Vater der alten Botanik".

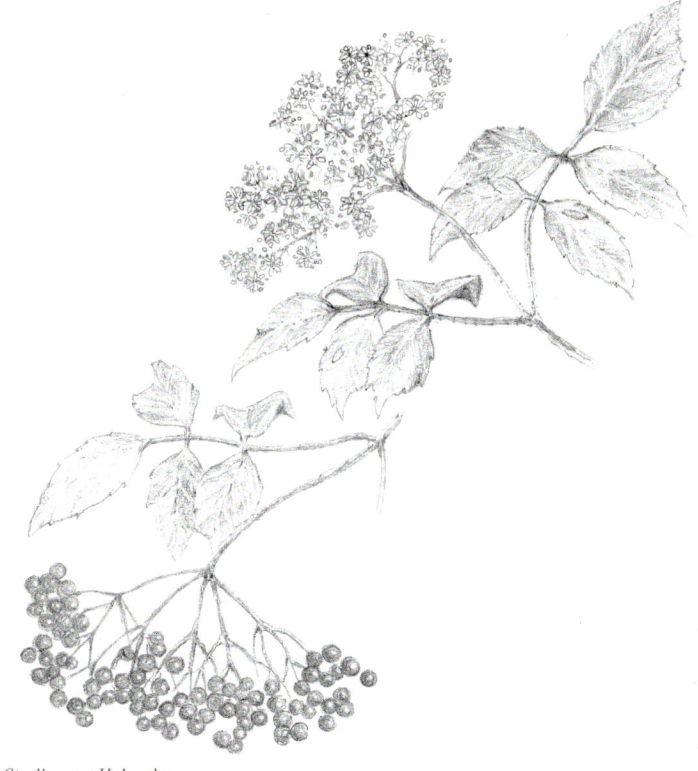

Botanische Studie vom Holunder
Bild linke Seite: *Holunderbusch im Winter*

Pedanios Dioskurides (1. Jhd), griechischer Arzt, verfasste die *De materia medica*, eine große Arzneimittellehre über sämtliche im Altertum gebräuchliche pflanzliche, tierische und mineralische Heilmittel mit ihren Anwendungsformen, darunter den Holunder.

Der Römer Plinius Secundus der Ältere (23-79) beschreibt in seinem 37-bändigen Werk zur Naturkunde *Naturalis historiae* die Anwendung des Holunders als Diuretikum.
Er kam beim Ausbruch des Vesuvs ums Leben.

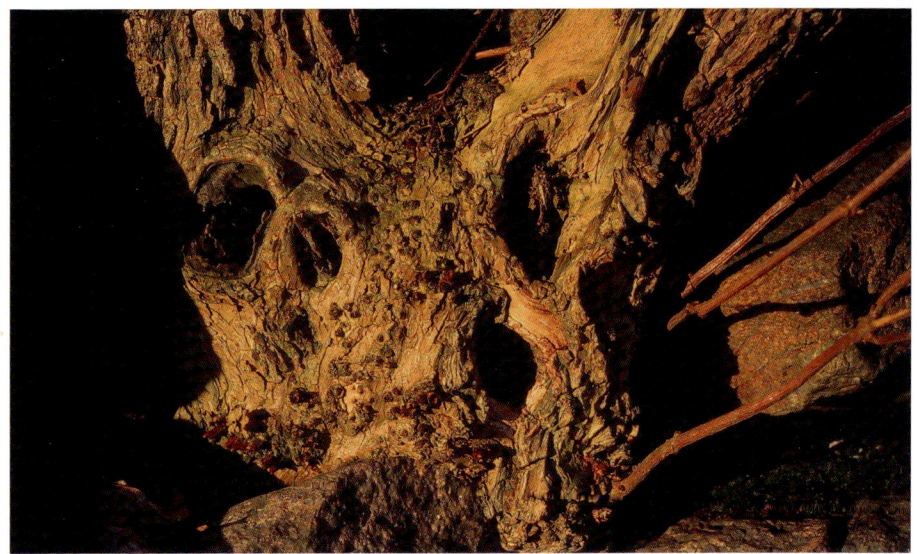

Holzstruktur vom Holunderstamm

Auch im Mittelalter war die Heilkraft des Holunders sehr geschätzt. Albertus Magnus (1193-1280), Dominikanermönch und Bischof von Regensburg beschrieb in dem Klassiker *De vegetabilibus* die Anwendung der von oben nach unten geschabten Rinde des Holunders als Abführmittel. Eine volksmedizinische Anwendung, die in vielen Teilen der Welt verbreitet war, unter anderem in Russland, Rumänien und bei den Indianern Nordamerikas.

Als „Apotheke des armen Mannes" bezeichnete die Äbtissin Hildegard von Bingen (1098-1179) den Holunder, welcher bei ihr nicht zu den hochgelobten Heilpflanzen zählte. Ihre Werke *Causae et curae* und *Physica*, die teilweise schon in Deutsch verfasst waren, brachten ihr den Ruf als Ärztin und Naturwissenschaftlerin ein. Ihre Medizin wurde jüngst mit großem Zuspruch wiederentdeckt.

Eine besondere Stellung unter den Heilkundigen nahm der Arzt und Philosoph Theophrastus Bombastus von Hohenheim, genannt Paracelsus (1493-1541) ein. Als scharfer Kritiker der mittelalterlichen Heilkunde und Reformator der praktischen Medizin gelang ihm die Zusammenführung von Medizin, Alchemie, Astrologie und Philosophie in komplexer Weise. Paracelsus gebrauchte den Holunder zur Behandlung der Gicht, gegen Schwindel und als Abführmittel.

Volksmedizinisch gehört der Holunderstrauch zu den Heilpflanzen, die seit ältester Zeit Gebrauch fanden und bis heute ungebrochen ihre Stellung bewahrt haben. Viele Arzneimittelfirmen haben den Holunder in ihr Verzeichnis mit aufgenommen, als Einzelmittel oder in Kombination mit anderen Heilpflanzen. Der Anbau des Strauches auf Holunderplantagen gewährleistet eine ganzjährige Versorgung mit hochwertigem Muttersaft und weiteren aus ihm hergestellten Produkten und dem Blütentee.

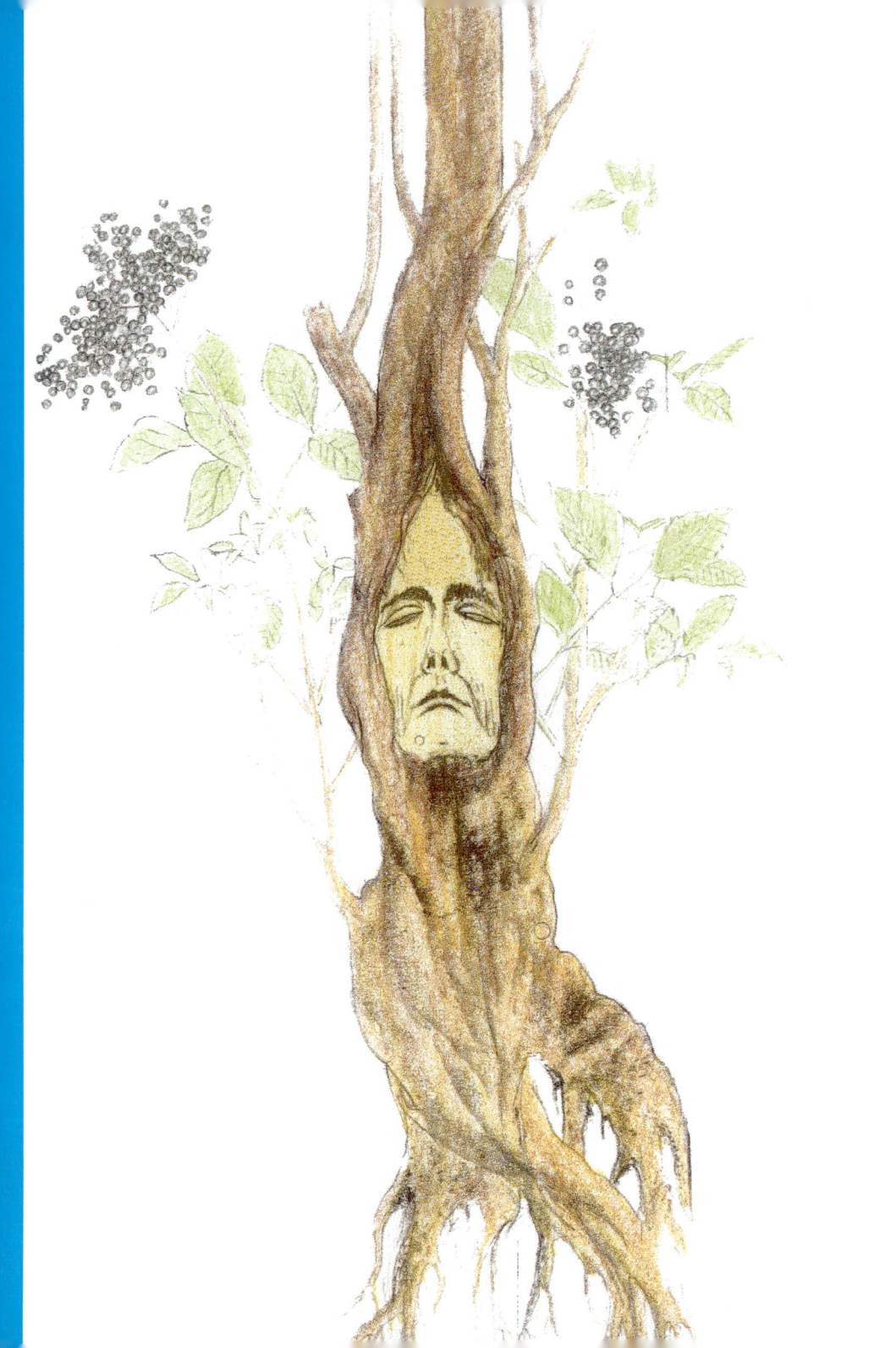

Volksnamen und Namensdeutung

Aalhorn, Elhorn, Eller, Elda Mor, Flieder, Flier, Holder, Holderbusch, Holler, Dolder, Kissekenbaum. Dies sind nur einige Namen für den Holunder.

Woher der Holunder nun seinen eigentlichen Namen hat, darüber gibt es verschiedene Ansichten und Deutungen. Einen Hinweis gibt die althochdeutsche Bezeichnung holuntar mit den Silben hol (=hohl) und tar (=Baum), welche bei Zusammenführung das Wort Hohlbaum ergeben. Möglicherweise ist hiermit das Mark in den Ästen des Strauches gemeint, welches sich leicht aushöhlen lässt.

Eine eher romantische Vorstellung ist die Namensverwandtschaft mit der altgermanischen Göttin Frau Holla oder Holda genannt. Aus Holla und tar kann man nach Bildung der Genitivform Hollun, das Wort Holluntar bilden, also der Baum der Holla. Mythologie und Volksglaube könnten dafür sprechen, dass es sich um einen der Göttin Holla geweihten Baum handelt. Holda oder Holla verkörperte die Göttin der Kinder und der Familie, weshalb es früher auf jedem Hof einen Hollerstrauch gab. Frau Holle verleiht Schutz gegen böse Dämonen, ist aber auch Göttin über Leben und Tod.

Für die Germanen verkörperte der Holunder die Schwelle ins Totenreich, andererseits sprach man der Holundermutter (dänisch Hyldemoer) Wohlwollen gegenüber Kindern und Fruchtbarkeitssegen zu und opferte dafür Milchspeisen unter dem Strauch. Frau Holla regiert nach alter Ansicht zur Zeit des Winters bis zum altheidnischen Lichtmessfest (2.Februar) und damit bis zur Wiedererweckung des Frühlings. Zu diesem Fest trugen zum Beispiel nach altem westfälischen Brauch die Frauen Holundergerten bei sich. Schneeflocken galten als Erscheinung der Göttin.

Heute erinnert noch das Märchen „Frau Holle" an den alten Mythos, und die in Bauerngärten stehenden alten Holunderbüsche erzählen noch ihre Geschichte.

Sprachwissenschaftler jedoch bestreiten diese Wortverwandtschaft. Die niederdeutsche Bezeichnung für den Holunder Kissekenbaum stammt vermutlich von dem niederdeutschen kisse für kirse (=Kirsche) aufgrund der Ähnlichkeit in Gestalt und Farbe.

Der Name Ellhorn entstammt dem Friesischen, Aalhorn aus dem holländischen und hannoveranischen Sprachraum.
„Frau Ellhorn gib mir von deinem Holze, dann will ich dir von meinem auch was geben, wenn es wächst im Walde.", wurde vor dem Holunderbusch gesagt, bevor man sein Holz schlug oder ihn auf andere Weise beschädigen mußte.

Brauchtum

„Vor dem Holunder sollst du den Hut ziehen."

So heißt ein weit verbreiteter Spruch und spiegelt die Ehrfurcht der Menschen vor diesem Strauch wider. Zweifelsohne gehört der Holunder zu den volkstümlichsten Pflanzen überhaupt, und es gibt eine Fülle an Bräuchen und Überlieferungen. Als segensreicher Begleiter der Menschen und Lieferant vielfältiger Heilmittel, galt der Holunder im Volk stets als edler Strauch.

In seiner Verehrung als Sippenbaum war er oft von Geistern bewohnt. Nach slawischen und nordgermanischen Vorstellungen hausten unter dem Holunder die Unterirdischen. Bei den alten Preußen war es der Erdengott Puschkaites, in Skandinavien die Holundermutter (Hyldemoer) und weit verbreitet die Frau Holla. Die Geschichte von der Frau, die im Holunderbaum wohnt, gibt es in den verschiedenen Kulturen überall auf der Welt. Zu Ehren der Geister und Wesen wurden Opfer in Form von Brot, Bier und Milch dargebracht.
In seiner Funktion als Schutzbaum soll der Holunder, in der Nähe des Hauses gepflanzt, Blitzschlag fernhalten, den Hausstand schützen und dem Haus allgemein Segen bescheren.

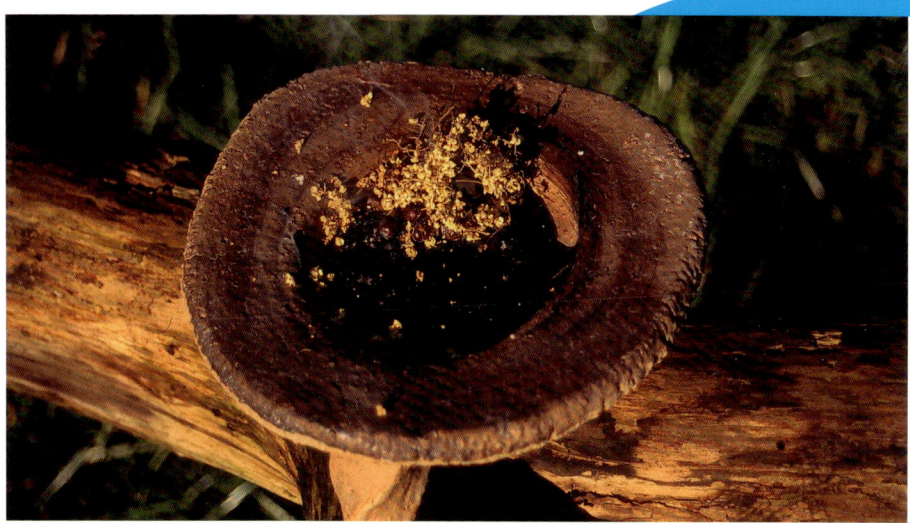

Räucherung mit getrockneten Holunderblüten

So wie im Leben spielte der Holunder ebenfalls eine Rolle, wenn es um den Tod ging. Schon Tacitus erwähnte sein Holz für Bestattungszwecke.

Die heidnischen Friesen begruben ihre Toten unter Frau Ellhorn, Gottheit des Lebens und des Todes. Mit einem Stab aus Holunderholz wurde der Sarg ausgemessen, und der Leichenfahrer hatte traditionsgemäß eine Gerte aus einem Holunderzweig. In Tirol war es Brauch ein Kreuz aus Holunderholz vor dem Sarg zu tragen und der Totenwache Holunderblütentee zu reichen. Man pflanzte Holundersträucher auch auf Gräber.

Der Holunder war Bestandteil des Neunholz. Neun Hölzer Linde, Eiche, Esche, Buche, Holunder, Hasel, Ahorn, Akazie und Wacholder symbolisierten den Wald und die unterschiedlichen Baumkräfte. Zur Winter- oder Sommersonnenwende wurden die Hölzer verbrannt. Ein Neunholz wurde auch als Stern gebunden und an die Tür oder über dem Ofen aufgehängt. Im Alpenraum galt dies als Abwehr- und Schutzzauber.

Die getrockneten Blüten und das weiße Mark des Holunders kommen in Räucherungen zur Anwendung, um Schutz und Heilung zu erbitten oder um Räume zu reinigen.

Da der Geruch recht neutral ist, lässt er sich gut mit anderen Pflanzen, wie Wacholder, Engelwurz oder Fichtenharz kombinieren.

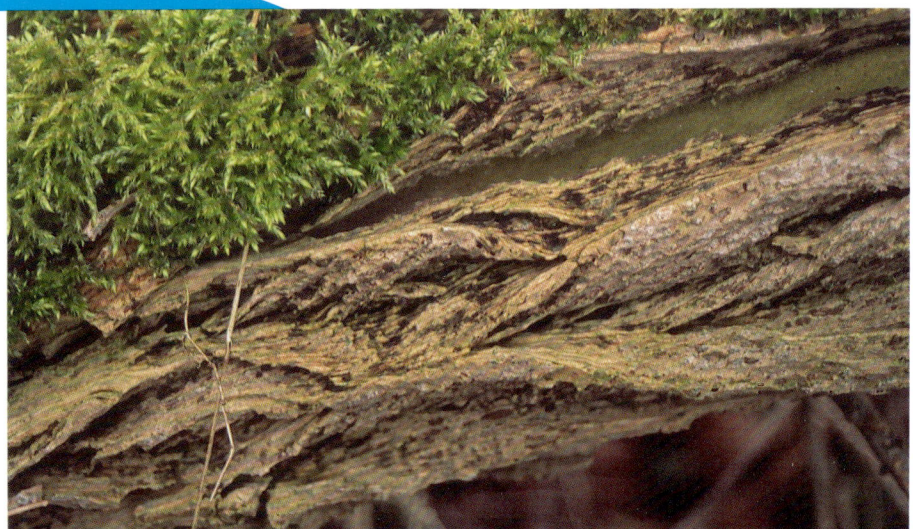

Holunderholzstruktur der Rinde

Unter dem einfachen Volk wurde der Holunder als lebendige Hausapotheke bezeichnet, denn alle Teile des Strauches konnten zu Heilzwecken gebraucht werden. Aber auch für magische Heilpraktiken war der Holunder bedeutsam. Als Schwellenbaum zur Unterwelt eignete er sich zum Übertragen von Krankheiten. Die entsprechende Krankheit wurde dazu symbolisch in den Strauch gehängt oder angebunden, um vom Holunder verbraucht zu werden.

Bei Fieber zum Beispiel band man nachts bei abnehmenden Mond einen Faden um den Holunder und sprach dazu: *„Guten Morgen Herr Flieder. Ich bring dir mein Fieber. Ich binde es an, nun gehe ich in Gottes Namen davon."* Ähnliche Rituale waren bekannt bei Gicht, Halsschmerzen, Rotlauf und Röteln. Gegen Zahnschmerzen sollte das Zahnfleisch mit einem gebrochenen Holunderzweig blutig geritzt werden. Anschließend wurde der Zweig wieder eingefügt. Andere Besegnungen bezogen sich auf bestimmte Tage oder Tageszeiten, wobei die Zeit der Sommersonnenwende, wenn der Holunder in voller Blüte stand, wie für viele andere Kulte auch, eine besondere Stellung einnahm. An diesem Tag wurden Holderküchlein gegessen, um sich gegen Krankheit zu schützen und verschiedene Heilkulte vollzogen, um Krankheiten positiv zu beeinflussen.

Ein geradezu internationaler Brauch, weil er in verschiedenen Erdteilen praktiziert wurde, war folgender: Die Rinde des Holunder von oben nach unten geschabt wirkt abführend, von unten nach oben geschabt führt sie zum Erbrechen. Tatsächlich enthält die Rinde Stoffe, welche zur gewünschten Wirkung beitragen.

Zur Vorbeugung von Rheuma soll man in einen Holunderzweig drei Knoten machen und diesen bei sich tragen. Gegen Warzen reibe man einen grünen Zweig auf die betroffene Stelle und vergräbt diesen.

Wer nicht schlafen kann, soll Holunderbeeren unter das Kopfkissen legen. Hochzeitspaaren soll der Holunder Segen bringen, und werdende Mütter sollen seine Blüten küssen, um Glück für das Kind zu erbitten. Die kreißende Frau sollte sich in der Nähe eines Holunderstrauchs aufhalten.

Um das Kind auszutreiben, sollten seine Früchte ins Feuer geworfen werden. Dieser Brauch wird in der Edda (germanische Götterwelt) über den Lebensbaum beschrieben, welchen möglicherweise der Holunder darstellt. Ehrfurcht vor dieser volkstümlichen Pflanze zeigt auch der Glaube, dass einem ein Unglück widerfährt, wenn man den Holunder abholzt. Nur Witwen oder Welsen durften sein Holz zum Heizen sammeln und schneiden.

Es heißt von einem Manne in Schlesien, der einen Holunder fällte, dass sein Haus genau ein Jahr später den Flammen zum Opfer fiel.

Verdorrte ein Holunder in Hausnähe, so sprach das für den baldigen Tod eines Familienmitgliedes.

Lieder und Reime

Über den Holunder sind viele Lieder, Sprüche und Reime überliefert worden. Hier eine kleine Auswahl:

„Das Brünnlein rinnt und rauscht Wohl dort am Holunderstrauch,
Wo wir gesessen
Wie manchen Glockenschlag, da Herz bei Herzen lag,
das hast du vergessen."
Volkslied „Ade zur guten Nacht" aus Sachsen um 1848

„Ringel, Ringel Reihe, Sind der Kinder Dreie. Sitzen unter`m Holderbusch,
rufen alle Husch, Husch, Husch."
Kinderreim

„Petersilie, Suppenkraut wächst in meinem Garten.
... ist die Braut, soll nicht länger warten.
Hinter einem Holderbusch gab sie ihrem Schatz´nen Kuss.
Roter Wein, weißer Wein, morgen soll die Hochzeit sein."
Volkslied

„Auf Johannistag blüht der Hollerda - wird die Liebe noch toller"
Liebesreim aus Thüringen

„Nachbars Kinder und Nachbars Holunder
bannest du nie auf die Dauer.
Schließest du ihnen die Tür, oh Wunder,
klettern sie über die Mauer."
Volksreim

Bild rechte Seite:
Holunder ist häufig an Hauswänden zu finden

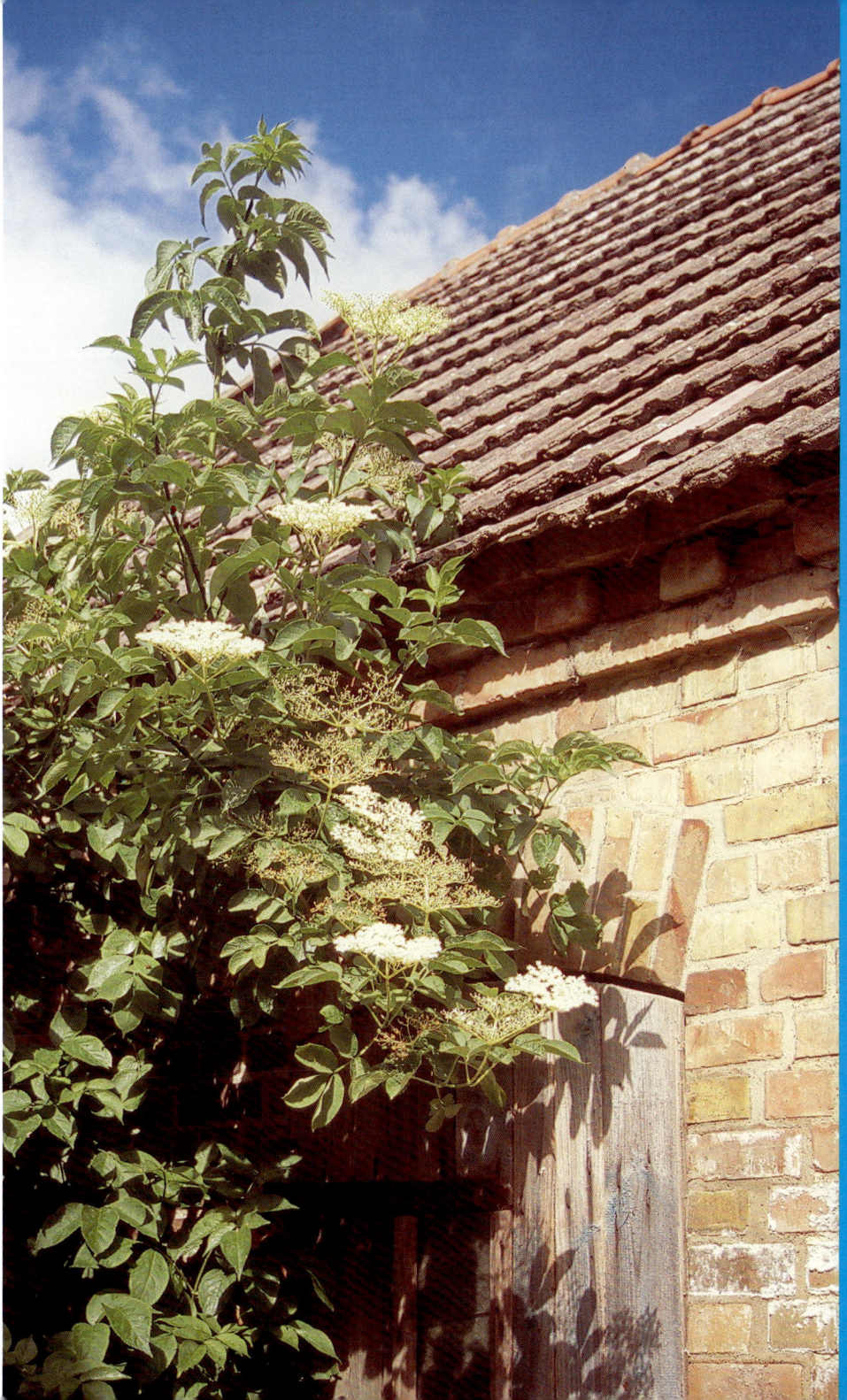

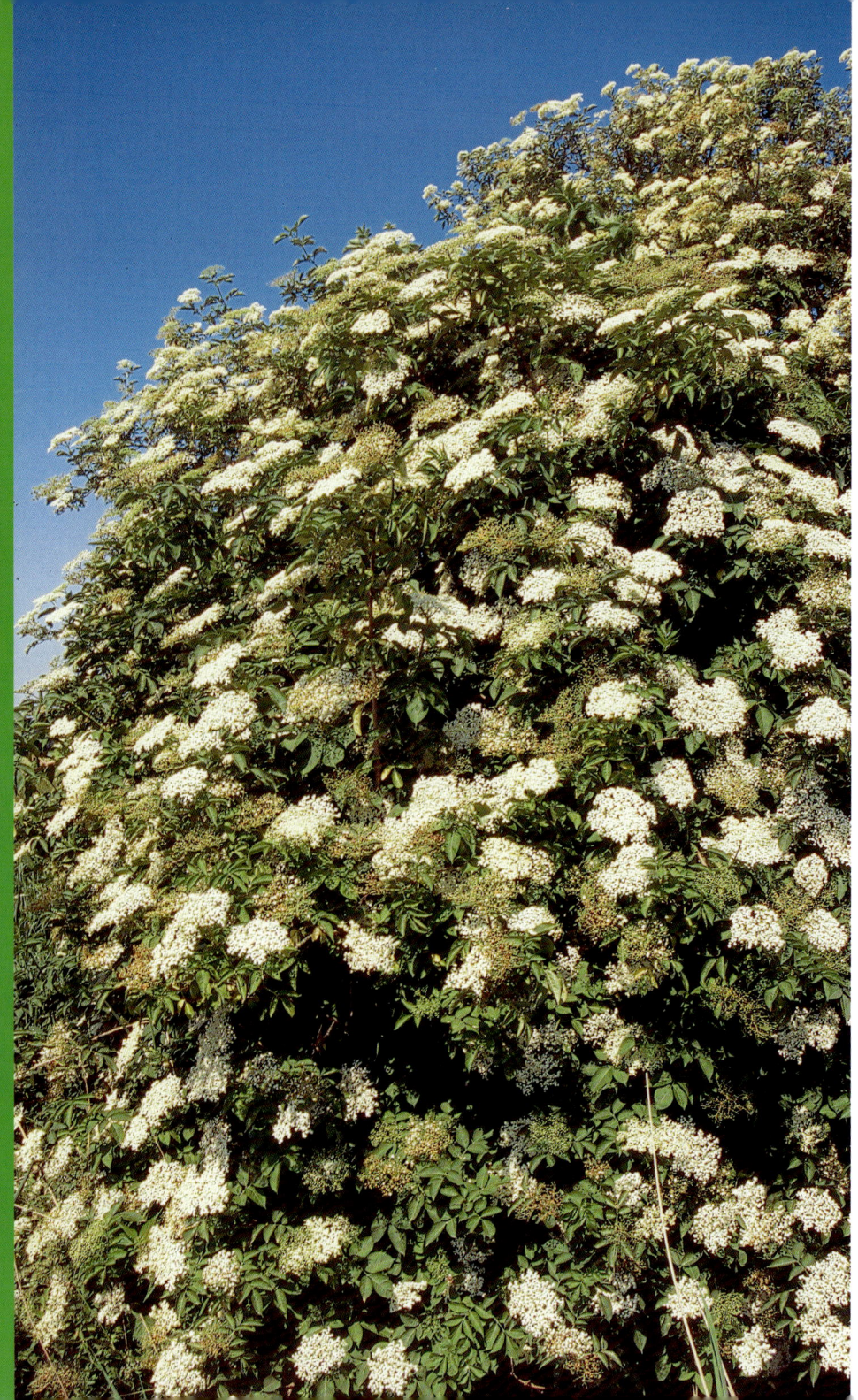

Botanik

Gestalt

Der Schwarze Holunder *sambucus nigra* gehört wie auch der einheimische Schneeball zur Familie der Geißblattgewächse caprifoliaceae. Als Strauch oder manchmal als Baum bezeichnet, kann er eine Größe von 7-10 Metern erreichen. Ein wilder Holunder kann 100 Jahre alt werden.

Die Rinde des Stammes ist unten hellbraun und geht weiter oben in eine rissige graubraune Rinde über. Die Rinde der jüngeren Zweige ist grün und von zahlreichen warzenartigen Punkten, den Rindensporen (Lentizellen) übersät. Im Frühjahr treiben lange, saftige Jahrestriebe senkrecht aus. Ehe sie verholzen sind sie durch eine blattähnliche Haut geschützt. Sie bilden im Innern ein luftiges, weißes Mark aus, was für Geißblattgewächse typisch ist. Nach einem Jahr ist die Rinde der Jungtriebe ausgebildet, und sie beginnen, sich nach unten zu neigen. Bei älteren Sträuchern bilden sie, sich zur Erde biegende Tore.

Die krautig-saftigen Laubblätter sind gegenständig unpaarig gefiedert. Immer 5-7 eiförmige bis längliche, am Rand fein gesägte Fiederblätter bilden ein Laubblatt. Der Blattsaft ist sehr zuckerreich und lockt Blattläuse an, welche wiederum Ameisen anziehen. Zerreibt man ein Blatt, so erinnert der Geruch an feuchte Verbrennung. Bereits im Februar können die Blätter die Knospen sprengen.

Im Frühjahr offenbart der Holunder ein Blütenmeer von cremeweißen Dolden (Trugdolden). Die Blüten öffnen sich jedoch nicht alle gleichzeitig. Jede Dolde ist aus unzähligen kleinen Blütensternen zusammengesetzt. Die Einzelblüte ist 3-5-zählig mit gleichgroßen Kronzipfeln. Sie sind reich an Blütenpollen und von einem aromatischen, fast betörenden Duft, der am Abend am stärksten ist. Blütezeit ist Mai-Juli.

Bis zum Herbst entwickeln sich die blauschwarzen, dreisamigen Steinfrüchte, welche zwischen August und Oktober ihre Vollreife erreichen. Die Beeren reifen bis etwa 1300 Meter Höhe.

Bild linke Seite:
Holunder in voller Blüte

Biologie

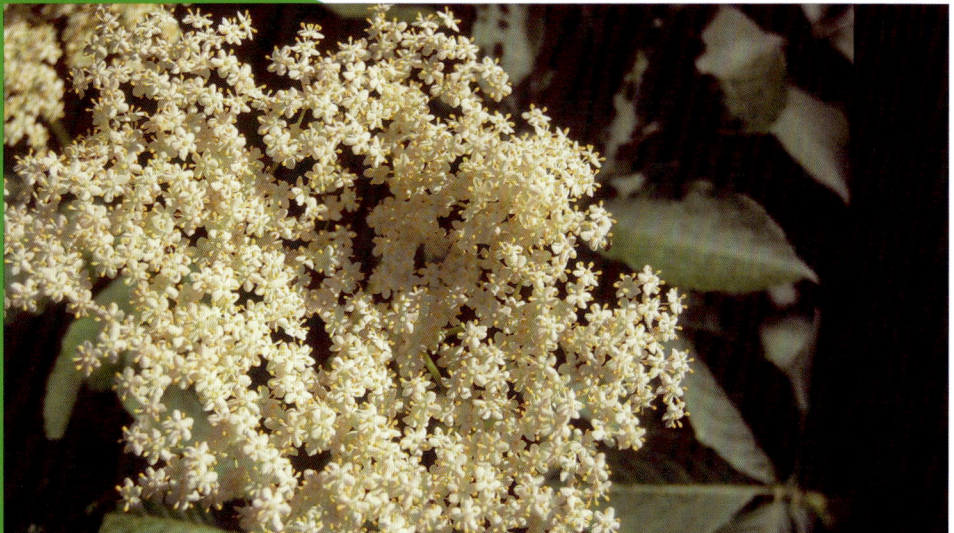

Holunderblüten

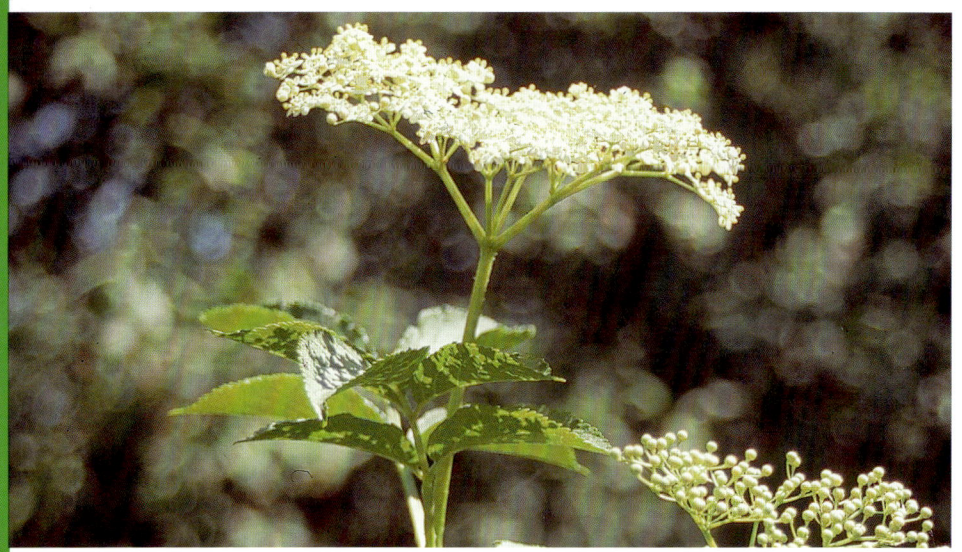

Stand der Trugdolde

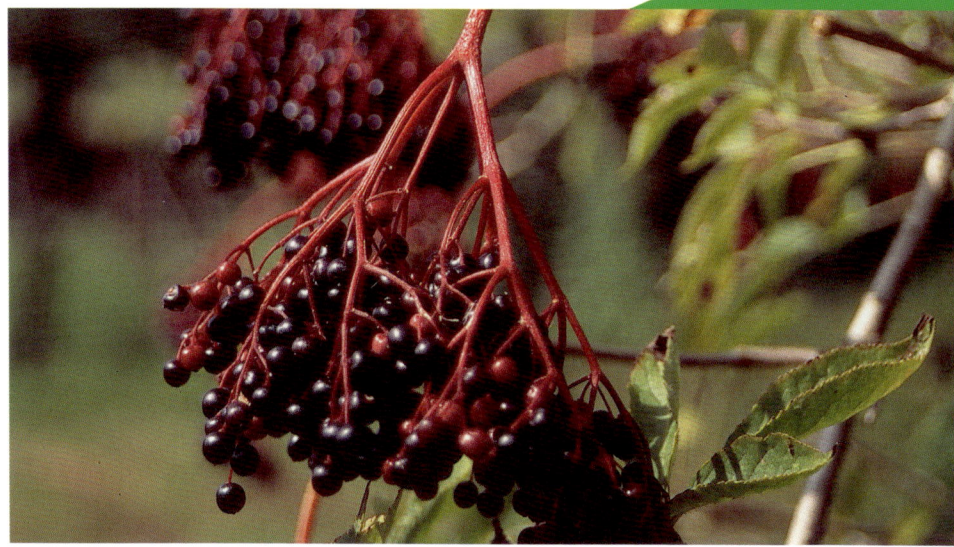

Reife Holunderbeerendolde

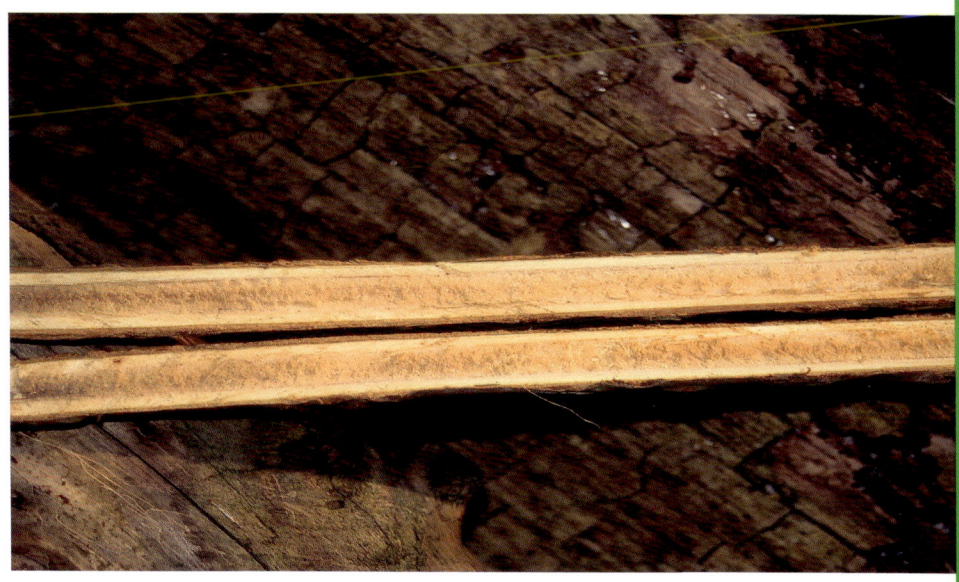

Querschnitt eines Holunderzweiges mit Holundermark

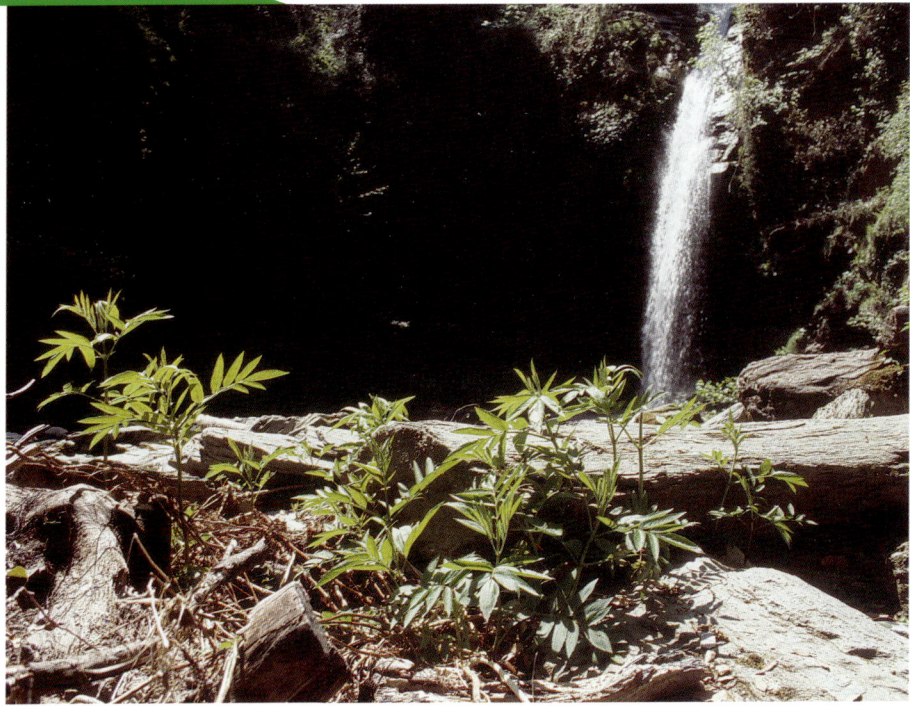

Zwergholunder auf Korsika

Vorkommen und Arten

Das Verbreitungsgebiet des einheimischen Holunders *sambucus nigra* erstreckt sich von fast ganz Europa über Kleinasien, dem Kaukasusgebiet bis nach Westsibirien. Die nördliche Grenze ist etwa Südschweden, Litauen bis zur Donaumündung. Der Kanadische Holunder *sambucus canadensis* ist im östlichen Nordamerika vertreten.

Der Schwarze Holunder ist an seinen ursprünglichen Standorten heute noch zu finden. Er liebt Waldränder und Halbschatten und gedeiht an feuchten Plätzen besonders üppig. Er ist ein ausgesprochener Stickstoffanzeiger. Man findet den Holunder aber auch auf trockenen Böden, steinigen Plätzen und Felsspalten.

Bild rechte Seite:
Holunderblüte auf Korsika

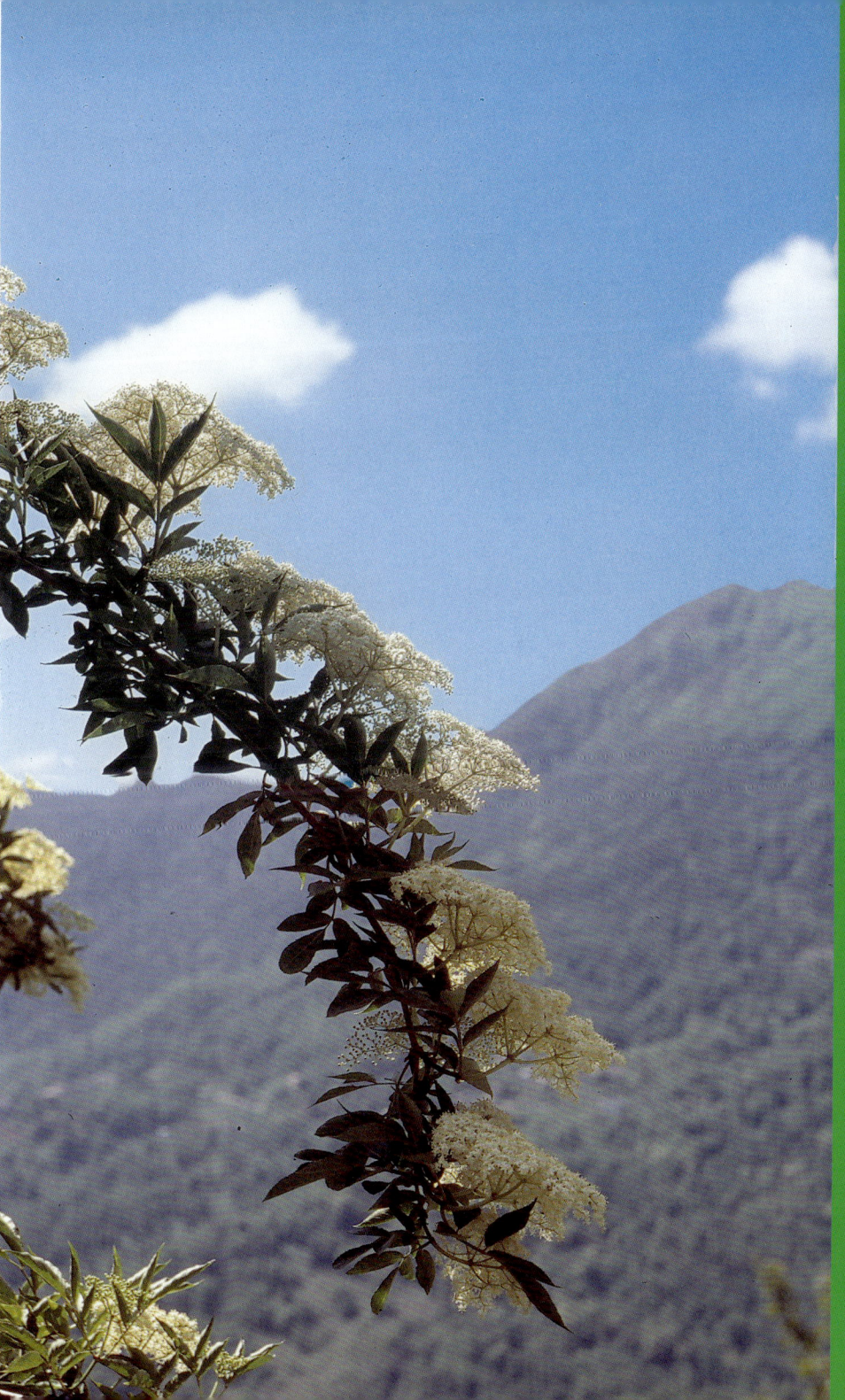

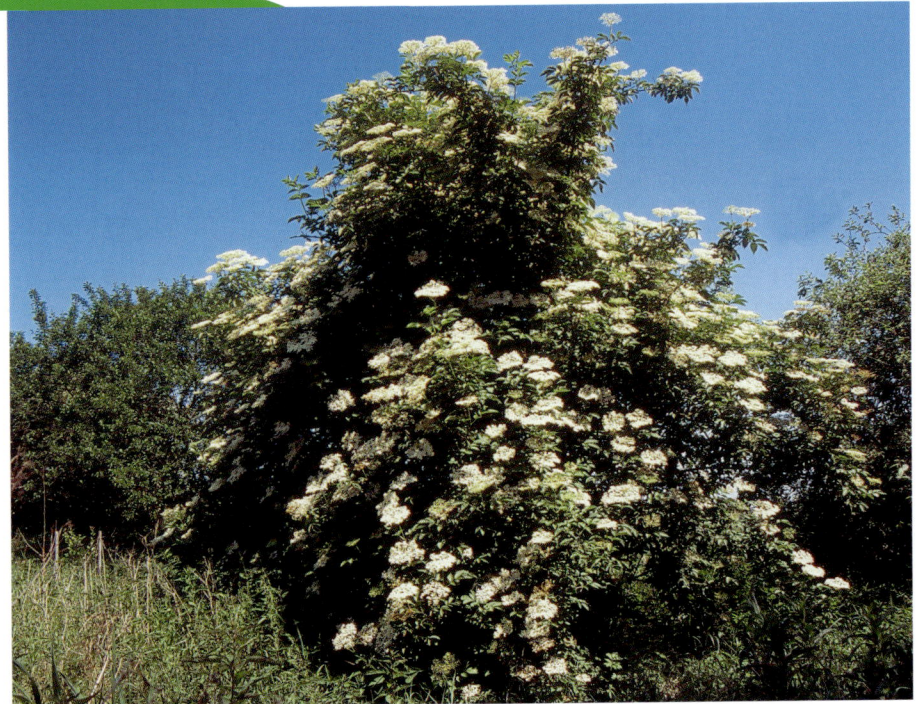

Typischer Holunderstrauch in Mecklenburg

Der äußerst vitale Strauch kann überall Fuß fassen und treibt auch bei Beschädigung und Schnitt immer wieder neu aus.

Als Zier- und Heilstrauch ist er häufig in Gärten, an Zäunen und in der Nähe von Häusern und Ställen anzutreffen.

Von den insgesamt 21 Holunderarten sind in unseren Gegenden drei zu finden: der Schwarze Holunder *sambucus nigra*, der Rote Holunder *sambucus racemosa* und der Zwergholunder *sambucus ebulus*.

Der Rote Holunder ist dem Schwarzen sehr ähnlich, er kommt jedoch viel seltener vor und ist eher an schwierigen Standorten, wie steinigen Schluchten, Geröllhängen aber auch in Mischwäldern zu finden. Die Beeren sind scharlachrot und reifen im Gebirge zwischen Juli und August.

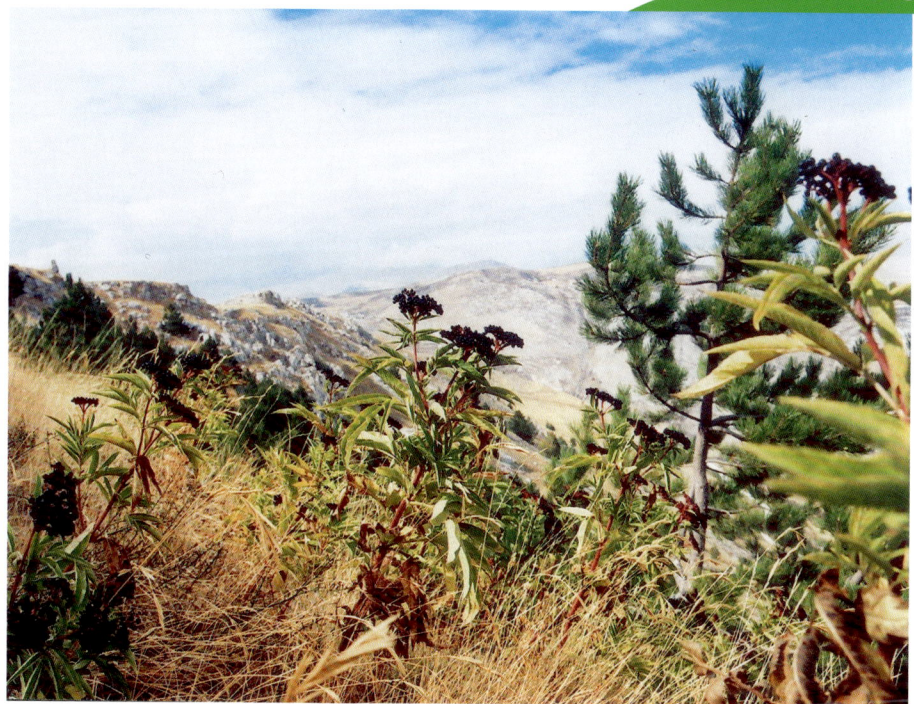

Vorkommen des Zwergholunder in den Appeninen

Die Kerne enthalten Blausäure und können bei übermäßigem Verzehr Erbrechen oder Darmschmerzen auslösen.

Der Zwergholunder oder Attich erreicht nur 1-2 Meter Höhe und tritt in Gruppen auf. Die Beeren sind schwarz und enthalten Bitterstoffe, die besonders bei Kindern zu Vergiftungen führen können.
Beide Holunderarten werden ebenso wie der Schwarze Holunder in der Heilkunde verwandt.

Inzwischen gibt es in Deutschland einige Holunderplantagen für den kommerziellen Anbau wie z.B. die Firma von Christine Berger, GmbH & Co.KG in Werder, Orsteil Petzow. Auf dem Markt erhältlich sind z.B. Holunderbeerengelee oder Holunderlikör.

Inhaltsstoffe

Die Blüten enthalten ätherische Öle, Flavonoide (Hyperosid, Rutin, Isoquercitrin), Schleimstoffe, Chlorogensäure, Blausäureglykosid (Sambunigrin), Hydroxyzimtderivate, Mineralstoffe wie Kalium und Lithium.

In Rinde und Blättern finden sich Gerbstoffe, Blausäureglykoside, Sterole wie Campesterol und ß-Sitosterol, Triterpene und Oleanol-Ursolsäure.

Die Beeren enthalten die violetten Pflanzenfarbstoffe, die Anthocyane Sambucin und Sambucyanin, Gerbstoffe, Mineralstoffe: Kalium, Lithium, Barium, Schwefel, Jod, Kalzium und die Vitamine A1, B, B1, B2, C und J.

Übersicht über wichtige Inhaltsstoffe	mg pro 100g
Karotin	0,20 - 0,51
Vitamin B1	0,065
Vitamin B2	0,078
Vitamin B6	0,25
Vitamin C	18,0
Nikotinsäureamid	1,48
Pantothensäure	0,18
Natrium	0,5
Kalium	305,0
Kalzium	35,0
Phosphor	57,0

Bild rechte Seite:
Holunderbeerenreife im Herbst in Mecklenburg

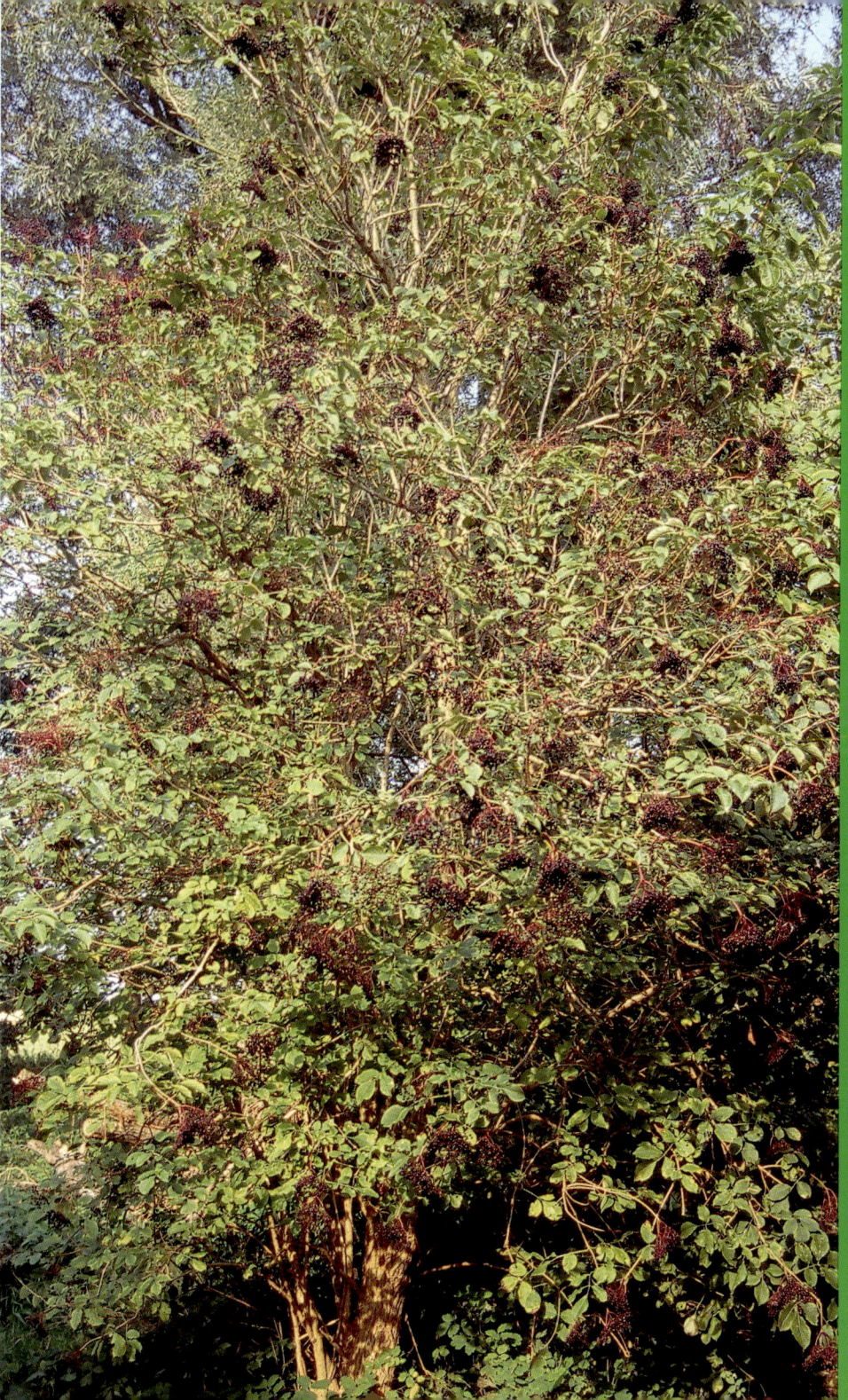

Anbau

Der Holunder wird traditionell in Hausnähe und zum Beschatten von Kompostplätzen gepflanzt. Auch als Teil einer Vogelschutzhecke hat er Bedeutung. Seine Früchte werden von vielen Vögeln, wie der Gartengrasmücke, Staren, Amseln und Rotschwänzchen geschätzt. Er sollte in keinem Naturgarten fehlen. An den Boden stellt er keine besonderen Ansprüche, aber auf stickstoffreichen, feuchten und durchlässigen Böden gedeiht er besonders gut. Günstig sind sonnig bis halbschattige Lagen, aber selbst im Schatten wächst er noch. Beste Pflanzzeit des Flachwurzlers ist das Frühjahr. Eine Vermehrung durch Stecklinge ist möglich. Holundersträucher sind sehr vital und brauchen Platz. Regelmäßiger Rückschnitt und das Ausschneiden abgetragener Fruchttriebe können problemlos durchgeführt werden. Die Dolden bilden sich am einjährigen Holz.

Folgende Sorten für einen reichen Fruchtertrag haben sich bewährt: „Haschberg" (großfrüchtige Beeren), „Schwarzer Diamant" und „Sampo". Weitere Sorten sind „Aurea" mit goldgelben Blättern und „Großfrüchtige Fliederbeere" mit besonders großen Blüten.

Der Holunder passt auch wunderschön in eine Blütenhecke zusammen mit Flieder, Ranunkel, Strauchrosen, Schneeball, Jasmin oder Buddleja.

Aus den Blättern lässt sich eine Jauche zur Schädlingsabwehr herstellen. Wer in seinem Garten unter Wühlmäusen leidet, kann versuchen, zur Vertreibung Holunderblätter- oder holz in deren Löcher zu stecken.

Sammeln und Verarbeiten

Sammelzeiten

Zum Sammeln der einzelnen Bestandteile des Holunder sind folgende Zeiten empfehlenswert:

Junge Schosse und Blätter: April bis Mai

Blüten: Juni

Beeren: August-Oktober

Wurzeln: Februar bis November

Rinde: Februar bis März und Oktober bis November.

Voraussetzung für das Sammeln von Pflanzen oder Pflanzenteilen ist ein respektvoller Umgang mit der Natur. Dies gilt auch für den wild wachsenden Holunder. Um das Gleichgewicht zu wahren, wird der Strauch nie leer gepflückt, sondern für Insekten und Vögel Blüten- oder Beerendolden stehengelassen. Man erntet auch nur soviel, wie für den eigenen Bedarf nötig. Das Sammeln geschieht zügig und mit sauberen trockenen Händen. Das Pflanzengut wird in Körbe oder Stoffbeutel gelegt. Es sollten nie so viele Pflanzen übereinander liegen, sodass sie zerdrücken könnten.
Grundsätzlich sammelt man nicht an gedüngten Feldern und Obstplantagen sowie an stark befahrenen Straßen. Man vermeidet auch Hochspannungsleitungen, Eisenbahnschienen und Friedhöfe.
Die jungen Schosse und Blätter sammelt man im trockenen Zustand und legt diese einzeln auf bespannte Rahmen oder weißes Packpapier. Während des Trocknungsprozesses sollte man die Pflanzenteile ab und zu wenden.

Der heilkräftige Teil der Rinde, die innere Rinde, liegt zwischen der eigentlichen Rinde und dem Holz. Sie wird mit einem Messer von kleineren Ästen abgeschabt.

Nicht den Stamm verletzen!

Die Wurzeln werden gegraben. Dabei ist darauf zu achten, dass nicht zuviel von der Wurzel beschädigt oder entnommen wird. Auch hier liegt der heilkräftige Teil unter der äußeren Rinde. Wurzeln können vor dem Trocknen gewaschen oder abgebürstet werden.

Gut getrocknete Wurzeln und Rinden können ihre Wirkstoffe bis 6 Jahre behalten. Dunkel und kühl lagern.

Sammeln der Blüten

Für das Sammeln der Holunderblüten gilt, man sammelt morgens oder am späten Nachmittag bis zum frühen Abend. Will man die Heilwirkung der Blüten optimal nutzen, sollte man diese nicht um die Mitttagszeit oder in der prallen Sonne pflücken, da der Wirkstoffgehalt dann geringer ist. Die Wetterverhältnisse sollten trocken sein für den Zeitpunkt des Sammelns und den vorausgegangenen Tag.

Nach einer Regenperiode sind die meisten Pollen ausgeschwemmt, wodurch das Aroma nachlässt. Man sammelt nur gesund aussehende elfenbeinfarbene Blütendolden und achtet auf Läusebefall oder verwelkte Blüten.

Günstig ist es auch, wenn der Strauch noch nicht von Bienen aufgesucht wurde. Die Dolden werden mit einer Schere abgeschnitten und locker in einen Korb oder in einen Stoffbeutel gelegt.
Die Ernte sollte sofort verarbeitet werden. Traditionell erntet man die Dolden um die Sommersonnenwende.

Bild rechte Seite:
Optimaler Pflückzustand der Holunderblüten

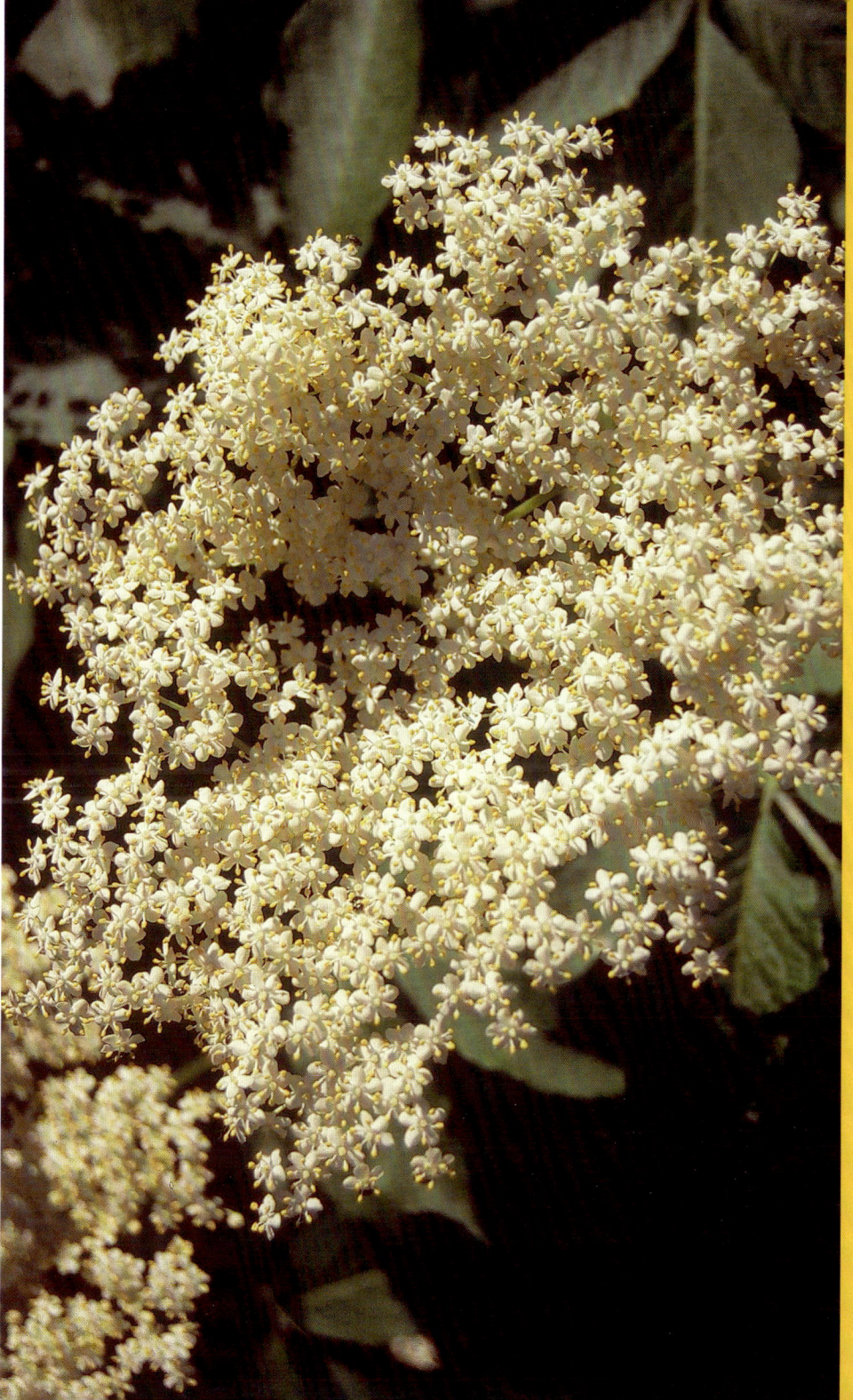

Ernten der Beeren

Zur Beerenernte im Herbst ist es von Vorteil, alte Kleidung anzuziehen. Reife Beeren erkennt man daran, dass beim Zusammendrücken roter Saft austritt und sich keine grünen Beeren an der Dolde befinden. Man geht wie beim Sammeln der Blüten mit einer Schere vor und erntet zügig.

Verarbeiten

Blütendolden

Zum Trocknen der Blütendolden für Tee nutzt man am besten mit Seide oder dünner Baumwolle bespannte Rahmen und legt die zarten Pflanzenteile einzeln darauf. Man kann die Dolden auch einzeln aufhängen.
Getrocknet wird an einem luftigen, nicht zu hellen Ort, wie etwa der Dachboden. Eine gut getrocknete Pflanze sollte lebendig aussehen und stark duften, um dann in Braungläsern oder dicht verschließbaren Dosen aufbewahrt zu werden. Haltbarkeit ca. 6 Monate.

Die getrockneten Dolden sollten erst kurz vor der Teezubereitung zerkleinert werden, um die Wirkstoffe so gut wie möglich zu erhalten.

Beeren

Zur Verarbeitung der Beeren achtet man darauf, dass die zu verwendenden Dolden nur gut ausgereifte Beeren enthalten.

Die Verarbeitung grüner Beeren, sowie der Verzehr roher Früchte können Vergiftungserscheinungen, wie Erbrechen, Durchfall und Benommenheit hervorrufen!

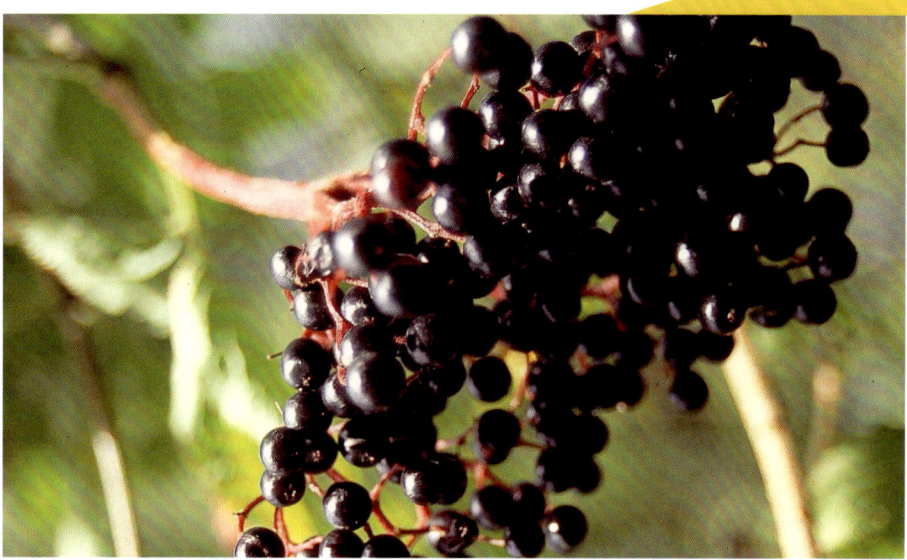

Optimaler Reifezustand der Holunderbeeren zur Erntezeit

Die gewaschenen Beeren lassen sich gut mit einer Gabel von den Dolden abstreifen und sofort verwenden.

Sofern man die Beeren nicht frisch verarbeitet, lässt sich aus ihnen der Muttersaft herstellen, der dann jederzeit wiederverwertet werden kann. Man nutzt dazu entweder den Dampfentsafter oder stellt den Saft von Hand her. Dazu werden die mit Wasser bedeckten Beeren kurz aufgekocht und über Nacht stehen gelassen. Anschließend wird das Ganze durch ein sauberes Leinentuch gepresst und in Flaschen bei 80 °C 20 Minuten lang sterilisiert. Die Flaschen werden vor dem Abfüllen heiß ausgespült.

Die gut verlesenen Beeren lassen sich auch zur späteren Verwendung einfrieren.

Getrocknete Beeren lassen sich für Tee verwenden oder so wie Rosinen. Man kann die Beeren langsam im Backofen bei höchstens 36 °C trocknen und anschließend in Dosen aufbewahren.

Der Holunder als Heilpflanze

„Oh, wer zählt die Wunder alle
diese Bäumchens wohl?
Rinde, Beere, Blatt und Blüte,
jeder segensvoll!"
Volksvers

Der Holunder ist eine unserer größten Volksheilpflanzen. Sowohl Blüten und Beeren sowie Rinde, Blätter und Wurzel finden von alters her Verwendung in der Heilkunde.
So sind im Laufe der Jahrhunderte eine Fülle an Rezepten und Heilanwendungen beschrieben worden, von denen viele traditionsgemäß weitergegeben werden.
Man denke hier an den heißen Holundertrank bei Erkältung.

Die vielfältigen Heilwirkungen des Holunder gründen sich auf lange und gute Erfahrungen. Obwohl man um seine Wirkstoffe weiß, gelten pharmakologisch nur seine Blüten als offizinell und sind im Deutschen Arzneimittelbuch (DAB) aufgeführt. In der modernen Phytotherapie sowie in der Homöopathie findet die gesamte Pflanze Anwendung.

Untersuchungen ergaben, dass Wirkstoffe der Holunderbeere das Immunsystem anregen und gegen verschiedene Grippeviren wirksam sind.

Auch sollen sie die Vermehrung von Grippeviren verhindern. Die immunstimulierende Wirkung der Pflanze kommt ebenfalls bei Nahrungsmittelallergien, allergischem Asthma sowie Heuschnupfen zum Einsatz.

Heileigenschaften

Die Heileigenschaften der einzelnen Bestandteile sind wie folgt:

Übersicht über die Bestandteile	Heileigenschaften
Blüten	schweißtreibend, fiebersenkend, schleimlösend, entzündungshemmend
Beeren	immunstärkend, antineuralgisch, antiviral, antioxidativ
Blätter	harntreibend
Rinde und Wurzel	abführend, harntreibend

Heilanwendungen der Blüten

Ein Tee aus den Blüten öffnet die Schweißporen und kann bei Erkältungskrankheiten angewendet werden, bei denen ein Ausschwitzen hilfreich ist.

Der Tee durchwärmt den Organismus und kann bei folgenden Erkrankungen getrunken werden: Schnupfen, grippaler Infekt, Bronchitis, Husten, beginnende Lungenentzündung, Scharlach.

Blütentee

2 TL Holunderblüten mit ¼ l kochendem Wasser aufgießen. 5 Min. ziehen lassen und schluckweise trinken. 3-5 Tassen täglich. Honig oder Zitrone können zugegeben werden.
Zur Vorbeugung gegen Erkältungskrankheiten trinkt man 3-mal täglich eine Tasse des Tees mäßig warm über 2 Wochen.

Der Tee wurde volksmedizinisch auch bei Zahn- und Kopfschmerz gebraucht. Gegen Ohrenschmerzen füllt man ein Baumwollsäckchen mit Holunderblüten und überbrüht es mit Wasser. Dann ausdrücken und auf das betroffene Ohr legen.

Schwitzkur

40 g Lindenblüten, 30 g Holunderblüten, 30 g Pfefferminzblätter
Man nimmt 3-4 EL der Mischung für 1 l Aufguss. 5 Min. ziehen lassen.

Zur Schweißanregung legt man sich ins warme Bett und trinkt einige Tassen dieser Mischung. Nach intensivem Schwitzen erfolgt eine Abwaschung des ganzen Körpers mit kaltem Essigwasser. Anschließend sofort wieder in´s Bett und nachruhen.

Für Kinder eignet sich eine Schwitzkur in Verbindung mit einem heißen Bad. Dazu sollte 10 Min. vor dem Bad eine Tasse des Tees getrunken werden. Man kann zur Verstärkung einen Heublumensud ins Badewasser einlassen. Badedauer: 20 Min. Anschließend wird das Kind grob abgetrocknet und in ein großes Badetuch mit anliegenden Handflächen eng gewickelt und ins warme Bett gelegt. Ruhedauer: 1 Stunde. Während dieser Zeit kann eine heiße Zitrone getrunken werden. Nach dem Ruhen warm anziehen und nochmals für 30 Min. hinlegen.

Eine Schwitzkur steigert die Abwehrkräfte, entgiftet den Körper von Toxinen und kann beginnende fieberhafte Infektionen abwenden.

Paracelsus empfahl die Einnahme von Holundersalz und ein anschließendes Schwitzbad bei abnehmenden Mond zur Behandlung der Gicht.

Auch vor dem Saunagang kann man den schweißtreibenden Tee anwenden. Eine halbe Stunde vorher so heiß wie möglich trinken.

Holunderblüteninhalation

Einen Aufguss aus 1l kochendem Wasser und 1 EL Blüten bereiten und zugedeckt 10 Min. ziehen lassen. Anschließend 10 Min. lang inhalieren. Dabei durch die Nase ein- und durch den Mund ausatmen. Wirkt schleimlösend und entzündungswidrig bei Husten und Schnupfen.

Hustentrank für Kinder

20 g Thymian, 20 g Königskerze (Blüten), 10 g Holunderblüten, 10 g Spitzwegerichblätter, 10g Süßholzwurzel

1EL der Mischung in 1l Ziegenmilch aufkochen, 10 Min. ziehen lassen und mit Honig süßen. Schluckweise trinken.

Infus aus Holunderblüten

In ein 1 l Einmachglas 30 g Blüten füllen. Mit kochendem Wasser übergießen und verschließen. 30 Min. ziehen lassen. Schluckweise über den Tag verteilt trinken.

Ein Infus ist medizinisch wertvoller als der Teeaufguß, weil durch das Verfahren mehr Wirkstoffe ausgezogen werden.

Tee bei Bronchlalkatarrh

je 25 g Sonnentau, Spitzwegerich, Holunderblüten, Stiefmütterchenkraut

Von dieser Mischung 1-2 Tassen täglich trinken. 1 TL pro Tasse Aufguss

Tee bei nervösen Herzbeschwerden

45 g Holunderblüten, 45 g Malvenblüten, 10 g Rosmarinblätter

Täglich 2 Tassen trinken oder bei Bedarf. 2 TL pro Tasse Aufguss

Durchwärmende Bademischung

10 g Holunderblüten, 10 g Lavendelblüten, 10 g Kamillenblüten, 10 g Kiefernnadeln, 10 g Melissenkraut

Aus den Kräutern einen 1 l Infus herstellen, abseihen und dem Badewasser zugeben. Entspannt und wärmt den Organismus. Für ein Abendbad.

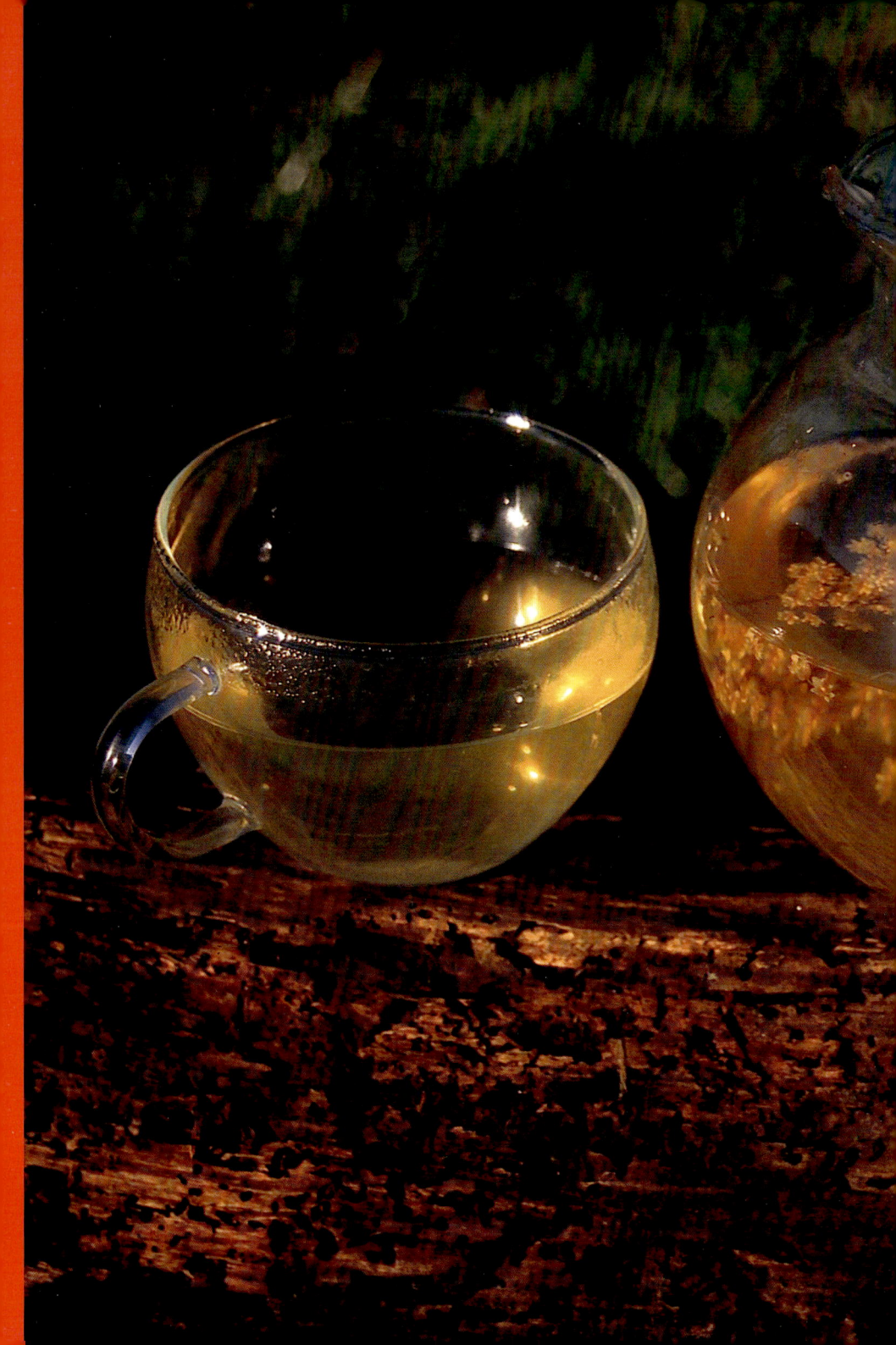

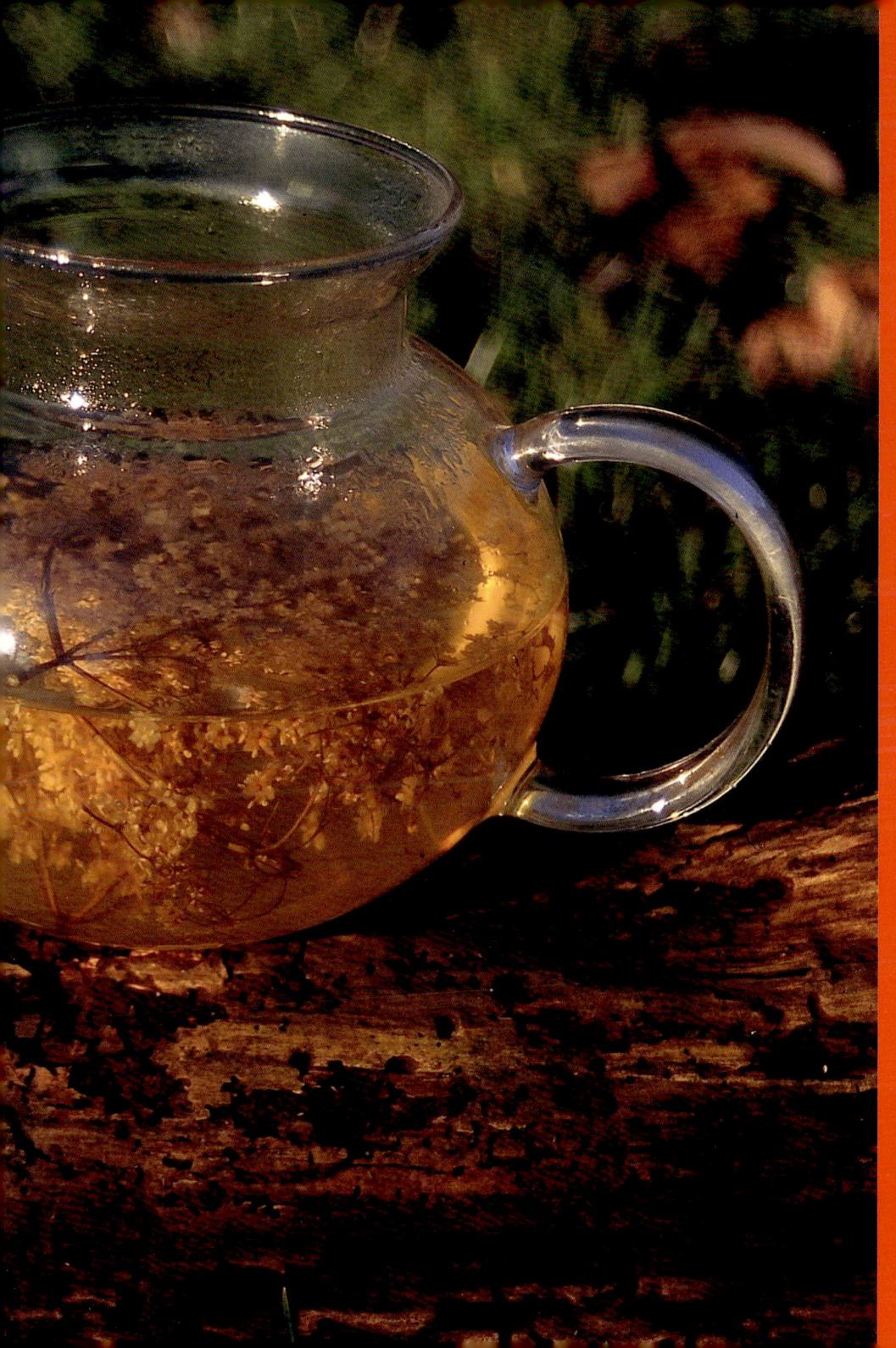

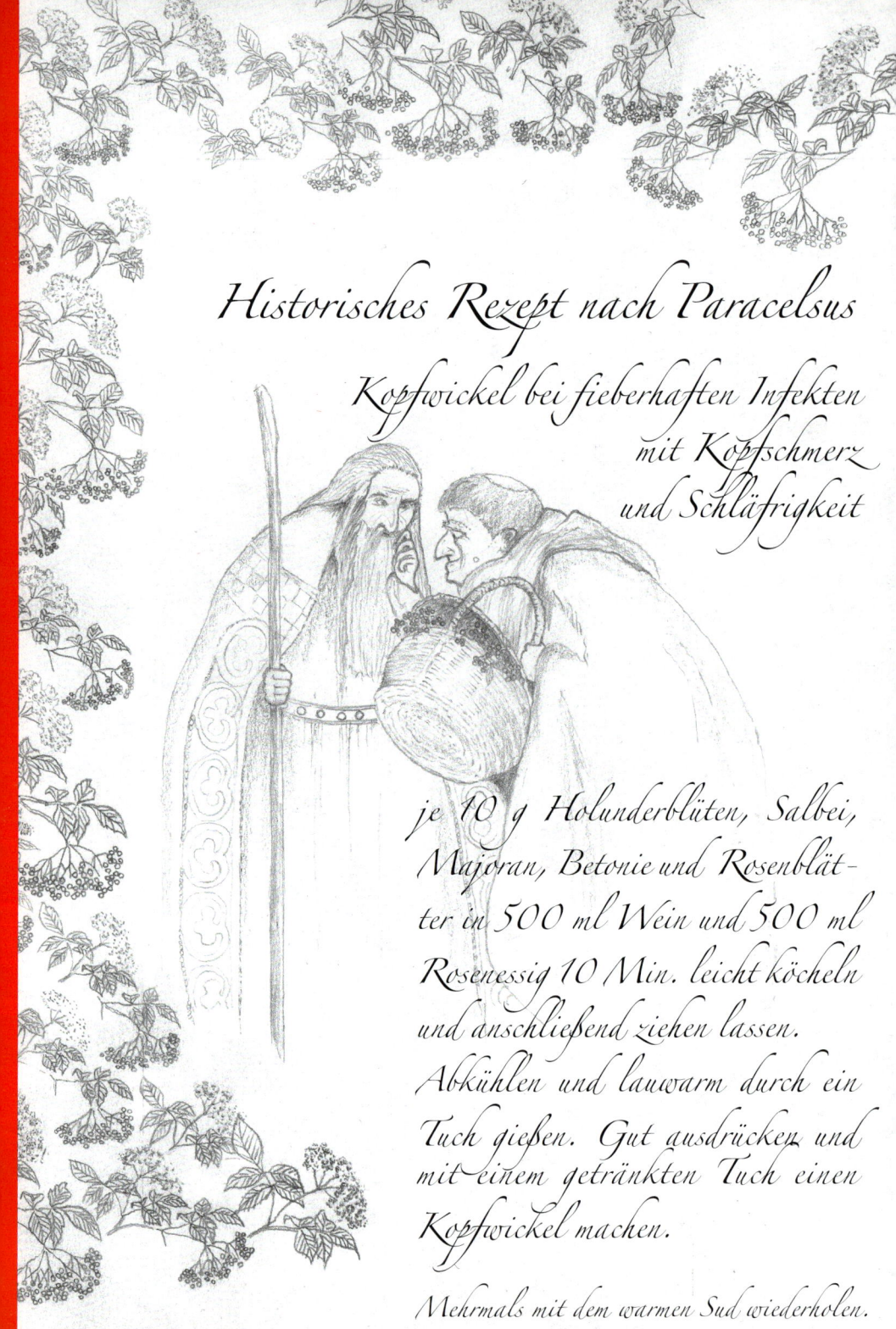

Historisches Rezept nach Paracelsus

Kopfwickel bei fieberhaften Infekten mit Kopfschmerz und Schläfrigkeit

je 10 g Holunderblüten, Salbei, Majoran, Betonie und Rosenblätter in 500 ml Wein und 500 ml Rosenessig 10 Min. leicht köcheln und anschließend ziehen lassen. Abkühlen und lauwarm durch ein Tuch gießen. Gut ausdrücken und mit einem getränkten Tuch einen Kopfwickel machen.

Mehrmals mit dem warmen Sud wiederholen.

Holunderblütentinktur

Die duftenden elfenbeinfarbenen Blüten des Holunders ergeben als Tinktur ein gutes Heilmittel gegen Fieber. Die Blüten unterstehen nach astrologischen Gesichtspunkten aufgrund ihrer weißen Blütenfarbe dem Mond. Auch die Verstärkung des Blütendufts am Abend zeigt eine Beziehung zum Mond. Pflanzen, die das Mondprinzip verinnerlicht haben, beruhigen, regenerieren und kühlen. Sie werden deshalb bei Fieber eingesetzt. Der Mond durchläuft die Tierkreiszeichen am schnellsten von allen Planeten. Diese Schnelligkeit wird mit dem plötzlichen Auftreten von Infekten in Zusammenhang gebracht. Fieberhafte Infektionen stellen also nach astrologischen Vorstellungen für die Holunderblüten eine Anwendungsmöglichkeit dar.

Zur Herstellung der Tinktur sucht man sich einen Holunderstrauch mit blühenden Dolden. Wenn man die Dolden abends und zur Zeit des Vollmondes pflückt, kann man zusätzlich die Planetenkraft des Mondes einfangen, was die Heilwirkung verstärken soll.

Man nimmt ein sauberes kleines Schraubglas und füllt dieses mit den trockenen, von Insekten befreiten Blüten. Dann gießt man mit Hochprozentigem, z.B. Wodka oder Grappa auf. Das Glas wird verschlossen und mit Name und Datum beschriftet. Für 40 Tage an einen kühlen dunklen Ort stellen oder in mondhellen Nächten rausstellen. Anschließend die fertige Tinktur abgießen und in ein Braunglasfläschchen umfüllen.

Mittlere Dosis: 20 Tropfen in etwas Wasser (Kinder 5-7 Tropfen)

Holunderurtinktur

Zu gleichen Teilen zerkleinerte Blätter und Blüten in einem kleinen Schraubglas mit Hochprozentigem ansetzen. 40 Tage an einem kühlen dunklen Ort ziehen lassen. Fertig.

Begleitend bei chronischen Entzündungen der Atemwege, Raucherhusten, bei grippalen Infekten.
Dosis: 1-3 mal täglich 5 Tropfen in etwas Wasser

Heilanwendungen der Beeren

Aufgrund ihres Gehaltes an Vitamin C, verschiedenen Mineralien und Anthocyanen unterstützt ihre Anwendung die körpereigenen Abwehrkräfte. Der gesüßte heiße Saft oder die Suppe sollten während des Winters zur körperlichen Stärkung beitragen. Bei ersten Anzeichen von Erkältungen empfiehlt es sich, ein bis zwei Tassen heißen Holunderbeersaft zu trinken. Oft kann man so Schlimmeres abwenden.

Heuschnupfenkur

Der kurmäßige Genuss des Holunderbeersaftes wirkt immunstimulierend und kann bei Heuschnupfen positive Effekte bringen. Man beginnt im Herbst mit täglich ein bis zwei Gläsern mit Wasser verdünntem Holunderbeermuttersaft.

Diese Kur wird über 3 Monate fortgesetzt. Anschließend folgt eine Teekur mit Schachtelhalmtee.
Dazu 1 EL Schachtelhalm 10 Min. in 1l Wasser sieden lassen. 2 Tassen täglich. Schachtelhalm festigt Schleimhäute und Bindegewebe.

Diese Kur kann jährlich wiederholt werden.

Heilanwendungen des Holundermuses

Zur Linderung von neuralgischen Beschwerden, Rheuma und Ischias empfiehlt sich ebenfalls eine kurmäßige Einnahme des Saftes oder des Muses. Verantwortlich für die lindernde Wirkung ist die beträchtliche Menge an B-Vitaminen. Man nimmt täglich 2 mal 30 g Saft oder Mus zu sich oder mischt 2 mal 20 g des Saftes mit 15 g Portwein.

Das Holundermus wird als sanft abführende Speise, auch bei Kindern angewandt. Dank seiner Inhaltsstoffe, wie Apfelsäure, Essigsäure, Gerbstoffe und Anthocyanen regulieren die Beeren die Verdauung.

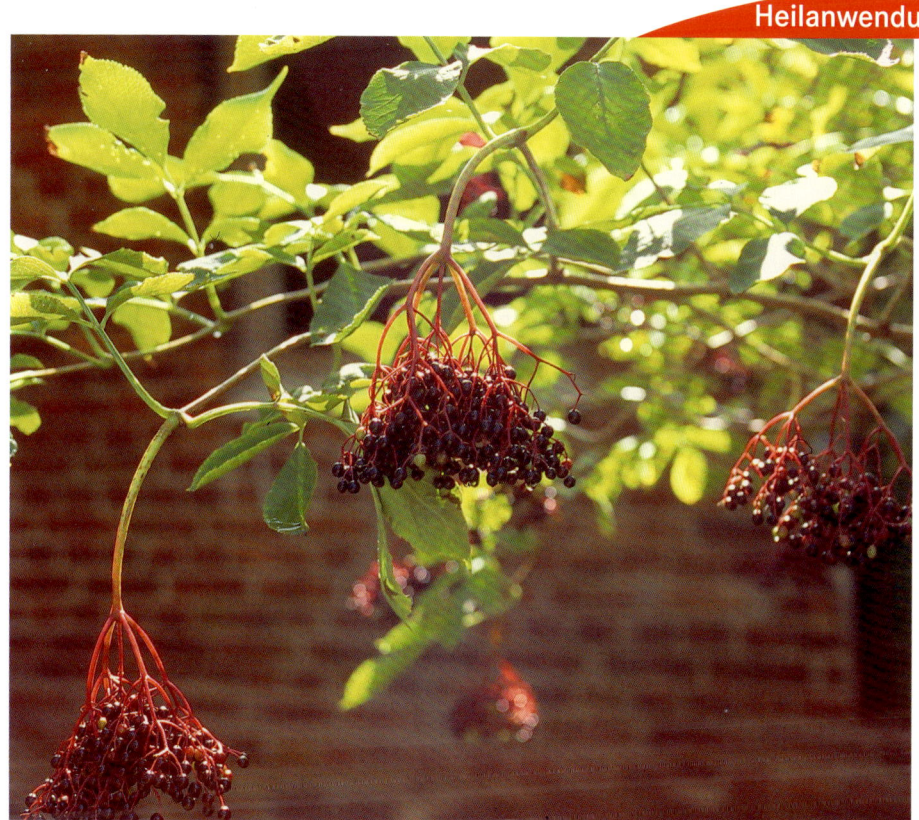

Auf Bronchien und Lunge wirkt das Holundermus schleimlösend und beruhigend und kann auch gut Kindern verabreicht werden.

Aus der Volksheilkunde stammt dieses Rezept bei Albträumen: Vor dem Schlafengehen nimmt man 1-2 TL Holundermus zu sich oder trinkt 1 Glas Holundersaft oder 1 Gläschen Wein. Fördert den Schlaf und verhindert „Alpdrücken".

Der aus den Beeren hergestellte Wein wird gepriesen als Tonikum bei körperlicher und geistiger Erschöpfung. Er eignet sich ebenfalls zur Appetitanregung, Blutreinigung, bei Kreislaufstörungen und Darmkoliken.

Heilanwendungen der Blätter, Rinde und Wurzel

„Die ersten Schösslinge des Holunder im Mai, weil sie weich und jung sind, sollen im Schatten getrocknet und aufbewahrt werden. Jenes Laxativum purgiert und laxiert nicht, sondern es hält die Natur dazu an, dass die Natur ihre natürlichen Stühle liefert." Paracelsus (I/932)

Paracelsus gebrauchte die Einnahme der Holundertriebe zusammen mit Zucker als Abführmittel. Gegen Steinleiden kamen sie zusammen mit Wacholder, Süßholz, Steinbrech, Safran, Zimt und Muskatnuss zur Anwendung.

Der Holunderblättertee wirkt harntreibend und wird zur Anregung der Ausscheidung über die Nieren bei Flüssigkeitsansammlungen empfohlen. Vor allem aber werden die jungen Blätter wegen ihrer blutreinigenden Eigenschaften in Blutreinigungstees verarbeitet.

Blutreinigungskuren sollten im Frühjahr durchgeführt werden und haben die Aufgabe, den Körper von Stoffwechselschlacken zu befreien. Die verwendeten Heilpflanzen sollen die Tätigkeit von Darm, Niere, Leber und Haut anregen, um diese Schlacken auszuscheiden.
Eine Fastenkur bewirkt dasselbe.

Blutreinigungstee
100 g Brombeerblätter, 100 g Brennesselblätter, 50 g Holunderblätter, 50 g Löwenzahnwurzel,
1 TL der Mischung pro Tasse Aufguss, 10 Min. ziehen lassen. Als Kur empfiehlt es sich, über 6 Wochen lang 2-3 Tassen täglich zu trinken.

Tee für eine Frühjahrskur
100 g Schlüsselblumenkraut, 100 g junge Schossen vom Holunder, 50 g Brennesselblätter, 50 g Löwenzahnwurzel, 50g Gänseblümchen

6 Wochen lang 2-3 Tassen dieser Teemischung trinken. 1 TL pro Tasse Aufguss, 10 Min. ziehen lassen.

Hautreinigender Tee
50 g Ehrenpreis, 50 g Walnussblätter, 50 g Stiefmütterchenkraut, 50 g Holunderblätter, 50 g Gänseblümchenblüten
Als Kur für 6-8 Wochen 2-3 Tassen täglich trinken. 1 TL pro Tasse Aufguss, 10 Min. ziehen lassen.
Empfiehlt sich bei Ekzem, unreiner Haut und Altershaut.

Bei Hautleiden ist die Anwendung schweißtreibender Mittel wichtig, weil sie den Hautstoffwechsel verbessern und Toxine ausleiten.

Beim Gebrauch der Rinde und der Wurzel sollte man vorsichtig vorgehen, da sie bei Überdosierung starken Durchfall und Erbrechen herbeiführen können. Pfarrer Kneipp (1821-1897) lobte den Wurzeltee und gebrauchte ihn bei Wasseransammlungen sowie Übergewicht. Der Tee wirkt harntreibend und abführend.

Tee zu Anregung der Harnausscheidung
1 TL zerkeinerte Rinde oder Wurzel des Holunders mit einer Tasse Wasser aufbrühen. 10 Min. ziehen lassen. Die tägliche Dosis sollte nicht mehr als 2 kleine Tassen überschreiten.

Früher wurden Wurzelabkochungen vom Holunder gegen Geschwulste gebraucht. Diese Anwendung ist aber nur noch historisch.
„Dieselbigen Wurtzeln in Wasser gesotten/ erweichen die Härtigkeit der Beermutter (Gebärmutter)...", schreibt Jakobus Tabernaemontanus (1530-1590) dazu in seinem Kräuterbuch.

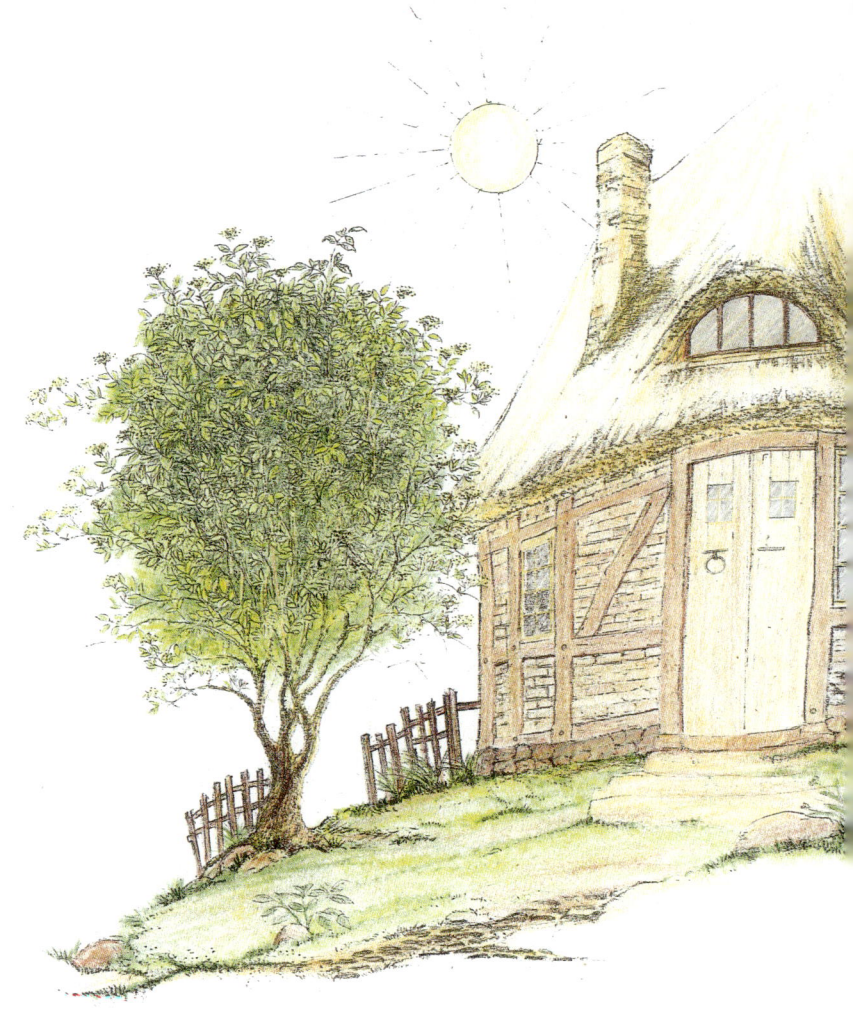

Salbe bei trockener Haut, Wunden und Frostbeulen

100 g Holunderblätter, 250 g Olivenöl, 45 g Bienenwachs (Apotheke)
Die frischen Holunderblätter werden im Mörser zerrieben und in ein sauberes Glas gefüllt. Nach Zugabe des Olivenöls sorgfältig umrühren, und das Glas bei Zimmertemperatur 2 Wochen stehen lassen. Dann das Öl mit den Blättern in einem Topf erhitzen. Das Öl darf nicht kochen. 25 Min. bei mäßiger Hitze rühren. Anschließend abseihen und wieder in einen Topf füllen. Das Bienenwachs zugeben und bei geringer Hitze rühren, bis das Wachs geschmolzen ist. Zum Schluß in saubere kleine Schraubgläser füllen und kühl bis zu einem Jahr aufbewahren.

Der Holunder in der Anthroposophischen Medizin

In dieser von Rudolf Steiner (1861-1925) begründeten Heilkunde steht der Holunder in besonderer Beziehung zum Luftigen, was sich in der Holundermarkbildung des Holzes zeigt. Andererseits liebt der Holunder das Wässrige. Er bevorzugt feuchte Standorte, saugt viel Wasser auf und „veratmet" dieses über seine krautigen Blätter. In dem Strauch wirken vitale Kräfte, die sich im starken Wachstum und in der Blütenfülle zeigen. Diese Kraft durchwärmt das kühl-feuchte von den Wurzeln aufgenommene und bringt dieses über die Blütenbildung nach außen. Der Blütenprozess bringt einen stark aromatischen Duft, ätherische Öle und Schwefel hervor. Diese Pflanzenbetrachtung, unter Berücksichtigung des anthroposophischen Menschenbildes, lässt Schlussfolgerungen auf die Anwendung zu und führt zur Entwicklung der Heilmittel, in denen Holunder enthalten ist.

Anwendungsbereiche sind z.B. klimakterische Störungen mit Hitzewallungen und übermäßiger, auch nächtlicher Schweißsekretion oder katarrhalische und allergische Erkrankungen der oberen Luftwege.

Der Holunder in der Homöopathie

In der von Samuel Hahnemann (1755-1843) begründeten Homöopathie gilt die Regel *similia similibus curantur (*Ähnliches wird durch Ähnliches geheilt). Der Erstellung eines Arzneimittelbildes geht eine Arzneimittelprüfung (Einnahme der Substanz) voraus.
Die Substanz wird daraufhin potenziert und bei Symptomen, die im Arzneimittelbild beschrieben sind, eingesetzt.

Leitsymptome für *Sambucus* sind z.B. Anfallsartiger, erstickender Husten beim Einschlafen, Patient erwacht plötzlich, nach Luft ringend, verstopfte Nase bei Säuglingen, starker Schweiß, Patient ist ängstlich und zittert. *Sambucus* verwendet man z.B. bei Schnupfen bei Säuglingen mit Trinkschwierigkeiten und Schlafstörungen, bei fieberhaften Infekten oder nächtlichen Angstattacken mit starken Schweißausbrüchen.

Handelsprodukte

Zu einigen im Handel erhältlichen Produkten aus Holunderbestandteilen
seien hier folgende genannt:

Handelsprodukt	Heileigenschaften
Sambuci flos	Holunderblüten, getrocknet. Erhältlich in der Apotheke.
Sambucus comp. (Wala)	Anthroposophisches Komplexmittel bei Wechseljahrsbeschwerden und allergischen Erkrankungen der oberen Luftwege. Enthält die Blütenstände, das Holzmark und Lärchenharz.
Sambucus nigra Urtinktur (DHU, Ceres)	enthält die Blüten und Blätter. Anwendungsgebiete wie bei der selbst hergestellten Urtinktur, (siehe oben).
Sambucus, verschiedene Potenzen (DHU, Weleda, Spagyra)	Homöopathisches Arzneimittel ohne Angabe der Indikation.
Malvenöl (Wala)	bei nervöser Erschöpfung, z.B. Rekonvaleszenz. Enthält Holunderblütenauszug sowie, Auszüge aus Malve, Schlehe, Johanniskraut, Linde.
Muttersaft aus den Beeren	(verschiedene Hersteller, z.B. Chistine Berger, Rabenhorst, Voelkel. Im Reformhaus oder Bioläden erhältlich)

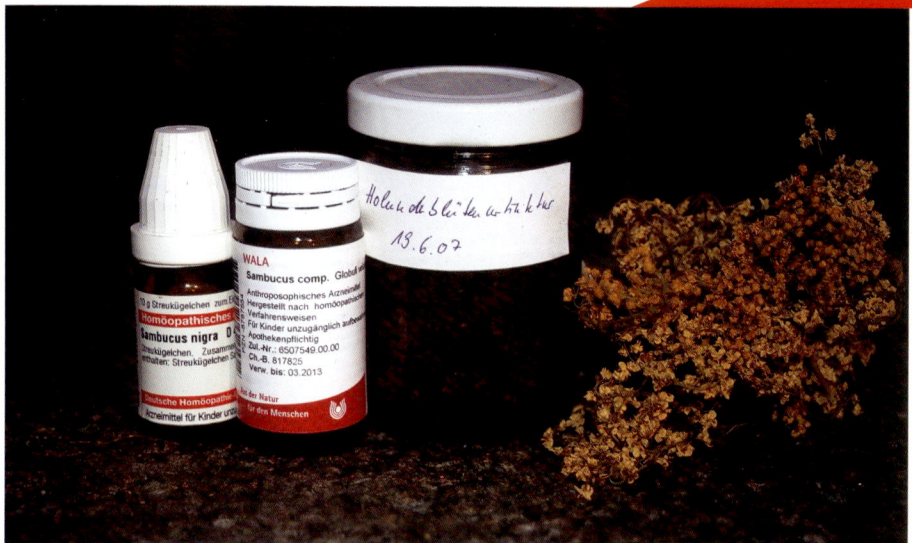

Verschiedene Arzneimittel vom Holunder

Der Holunder in der Schönheitspflege

In der Schönheitsflege wird ein destilliertes Holunderblütenwasser verwendet, welches unter dem Namen *„eau de sureau"* bekannt ist, und besonders bei fettiger Haut Anwendung findet. wird. Mit Gurkensaft gemischt hält es die Haut rein und weiß. Holunderblütenwasser mit Mandelmilch gemischt ergibt eine pflegende Gesichtsmilch für den Teint.

Der Auszug von **2 Handvoll Holunderblüten** in 500 ml kochendem Wasser (12 Stunden ziehen) eignet sich zur Pflege der Augenpartie. Eignet sich auch für Männer als belebendes After-Shave.

Holunderblütenhandcreme

Paraffin in einen Topf geben und schmelzen. Mehrere Handvoll Holunderblüten dazugeben und 40 Min. ziehen lassen. Flüssig und warm in Gläser füllen. Die Hände am Abend mit der Creme einreiben und alte Handschuhe anziehen. Über Nacht einwirken lassen.

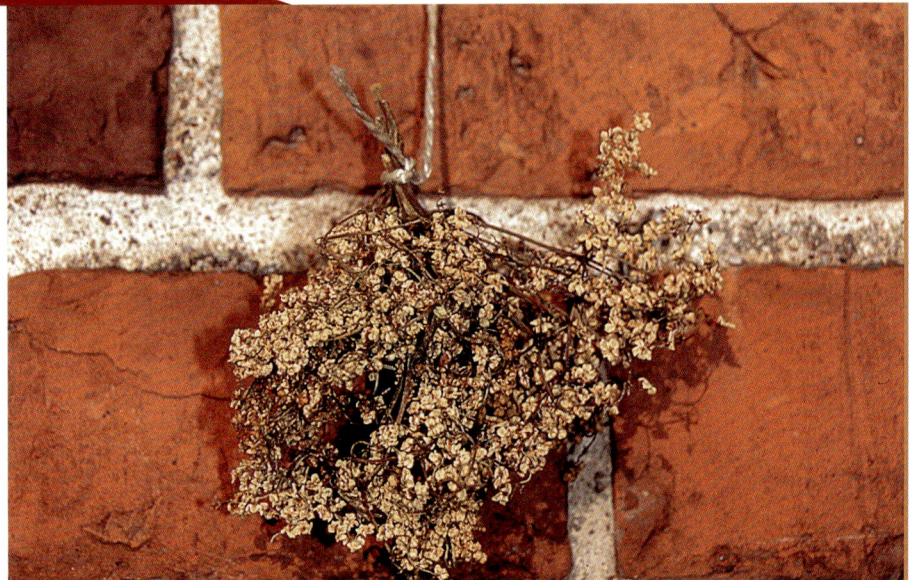

Der Holunder in der Küche

Der Holunder beschert uns zwei mal im Jahr eine Fülle an Köstlichkeiten und Gesundheit. Im Frühling läßt sich der köstliche Blütensirup herstellen, den man für den Winter konservieren kann. Einen Wintervorrat sollte man sich auch vom Holunderbeermuttersaft anlegen- für kalte Tage. Nicht zu vergessen sind die köstlichen Gelees und Marmeladen, die uns im Winter an die wärmeren Tage erinnern.

Vor dem Konservieren die zu verwendenden Flaschen und Gläser mit kochendem Wasser ausspülen und auf einem sauberen Küchenhandtuch abtropfen lassen. Nach dem Abfüllen die Gläser oder Flaschen kurz umdrehen, um Bakterien an Rand und Deckel abzutöten. Den Wintervorrat dunkel und kühl lagern.

Zubehör für die Weinherstellung bekommt man in Apotheken oder Drogerien.

Blütenrezepte

Holunderblütenwasser

Das Wasser mit der Weinsteinsäure verrühren, die Holunderblüten damit übergießen und abgedeckt über Nacht ziehen lassen. Abseihen und bei Bedarf mit Honig süßen.

Erfrischendes Getränk im Sommer, welches den Stoffwechsel anregt.

Zutaten:
4 frische Blütendolden,
1L frisches Wasser,
2 Msp. Weinsteinsäure

Holunderblütenmilch

Die heiße Milch über die Dolden gießen, 10 Min. ziehen lassen und nach Belieben abschmecken.

Variation: ein Eigelb mit Zucker schaumig rühren, 2 Gläschen Cognac und Holundermilch hinzufügen. Gekühlt servieren.

3 frische Blütendolden,
½ L Milch,
Honig und Vanille zum abschmecken

Holunderblütendicksaft

Die Dolden in einem großen Topf etwas zusammendrücken und knapp bedeckt mit Wasser übergießen. Zum Kochen bringen, abkühlen lassen und dann abseihen.

Dann nochmals aufkochen und bei schwacher Hitze und offenem Topf köcheln lassen, bis sich die Menge reduziert hat. Den Zucker dazugeben und noch weitere 3 Stunden köcheln lassen. Anschließend in heiß ausgekochte Flaschen abfüllen. Haltbarkeit: bis mehrere Jahre

80 Holunderblüten,
2-3 kg Zucker

Mit Mineralwasser mischen. Nach Belieben Apfelsaft zufügen.

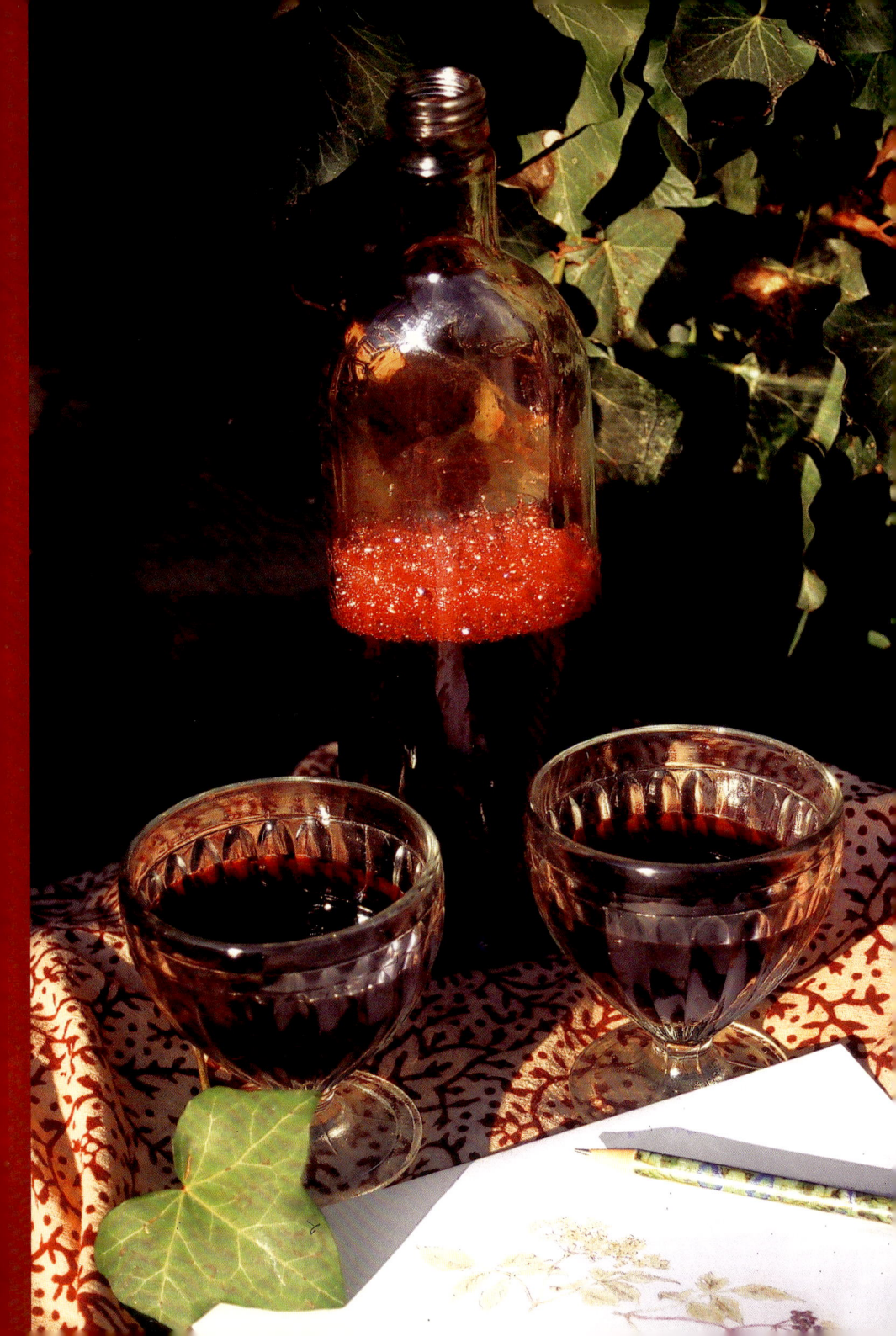

Kalt angesetzter Sirup

Wasser, Zucker und Zitronensäure verrühren und in eine Schüssel aus Keramik, Glas oder Plastik geben. Die Blüten und die Zitrone dazugeben und 48 Stunden an einen dunklen Ort kühl stellen. Abseihen und in saubere Flaschen füllen. Bei kühler Lagerung ein Jahr haltbar.

Schmeckt mit Wasser verdünnt als erfrischendes Getränk, mit Säften gemischt oder zu Eis und Früchten.

Zutaten:
4 Handvoll Blüten,
1 kg Zucker,
1 L frisches Wasser,
1 unbehandelte Zitrone,
25 g Zitronensäure

Holunderblütensekt

Das Wasser, den Zucker, 4 klein geschnittene Zitronen und Weinessig in einem Kübel verrühren. Die Blüten dazugeben, und den Ansatz an der Sonne stehen lassen bis die Blüten braun werden (ca. 3 Tage). Anschließend filtern, in heiß ausgewaschene Flaschen füllen und luftdicht verschließen. Die Flaschen werden an einen dunklen kühlen Ort gestellt. Nach 1-2 Wochen ist der Holdersekt fertig, und man kann vorsichtig die erste Flasche öffnen.
Das sehr erfrischende Sommergetränk ist bei kühler Lagerung mehrere Monate haltbar.

Zum Ausprobieren kann man dem Ansatz 10 Melissenblätter zufügen.

10 frische Blütendolden,
3-5 unbehandelte Zitronen,
1 kg Zucker,
10 L frisches Wasser,
4 EL Weinessig

linke Seite:
Holunderbeerwein

Holunderblütenwein

Das Wasser mit Zucker, Rosinen und Eiweiß eine Stunde köcheln lassen. In der Zwischenzeit die Hefe ansetzen. In die abgekühlte Flüssigkeit die Blüten einrühren, Saft von den Zitronen und Hefe zugeben. Den Ansatz in einem offenen Gefäß 3 Tage lang gären lassen. Anschließend zur weiteren Gärung in einen Weinballon umfüllen. Wenn sich ein Absatz gebildet hat, wird der Wein in sterilisierte Flaschen gefüllt und luftdicht verschlossen.

Noch ca. 3 Monate reifen lassen. Der Wein wird bei längerer Lagerzeit immer besser.

Zutaten:
500 g frische Blütendolden,
1 kg Zucker,
450 g Rosinen,
4,5 L Wasser,
1 geschlagenes Eiweiß,
Hefe,
2 Zitronen

Holunderblütengeist

1 Teil Holunderblütendicksaft, 1 Teil Wasser, 2 Teile Kirschgeist oder Birnengeist
Alles zu einem herrlichen Drink mixen.

Holunderblütendicksaft, Wasser, Kirschgeist oder Birnengeist

Holunderblütenbowle mit Birnen

Die Flüssigkeiten vermischen und zugedeckt kühl stellen. Bowlegläser mit den klein geschnittenen Birnen halbvoll füllen und mit der Bowle aufgießen.

1 Teil Birnengeist,
1 Teil Holunderblütensirup,
1 Teil Birnensaft,
2 Teile Prosecco,
Birnen

Holunderblütengrütze mit Erdbeeren

Das Wasser mit den Blüten und Zitronenscheiben 24 Stunden an einen kühlen Ort stellen. Anschließend mit dem Honig und der aufgeschnittenen Vanilleschote bei offenem Topf leicht köcheln, bis sich die Menge um die Hälfte reduziert hat. Das Tapioka darin bei geringer Wärme quellen lassen. Erkalten lassen und mit Erdbeeren servieren.

Zutaten:
10 frische Blütendolden,
1 Zitrone,
2 L Wasser,
500 g Honig,
1 Vanilleschote,
150 g Tapioka (Bioladen)

Holunderblütenkaltschale

Die Blüten mit der heißen Milch übergießen und 10 Min. ziehen lassen.
Salz und Zucker sowie 2 Eigelb zugeben. Das Eiweiß steif schlagen, mit dem Teelöffel Klößchen abstechen und in die Milch geben.
Bei zugedecktem Topf stocken lassen.

4-6 Blütendolden,
¼ L heiße Milch,
Zucker oder Honig,
1 Prise Salz, 2 Eier

Holunderblütenomelett

Aus den Zutaten einen Eierkuchenteig bereiten. Eine Holunderblüte in den Teig tauchen und in einer heißen Pfanne in Fett ausbacken. Den Hauptstiel von der Blütendolde abschneiden und das Omelett auch von der anderen Seite ausbacken. Mit Zimt und Puderzucker bestäuben.

125 g Mehl,
3 Eier,
1 Prise Salz,
1 EL flüssige Butter,
1 EL Bier,
2 EL Milch

Holunderblütengelee

Die Blüten in den Apfelsaft legen und 24 Stunden ziehen lassen. Anschließend den Sud mit dem Gelierzucker nach Anleitung zu Gelee kochen und in heiß ausgewaschene Gläser füllen.

8 große frische Blütendolden,
¾ L trüber Apfelsaft,
1 Päckchen Gelierzucker

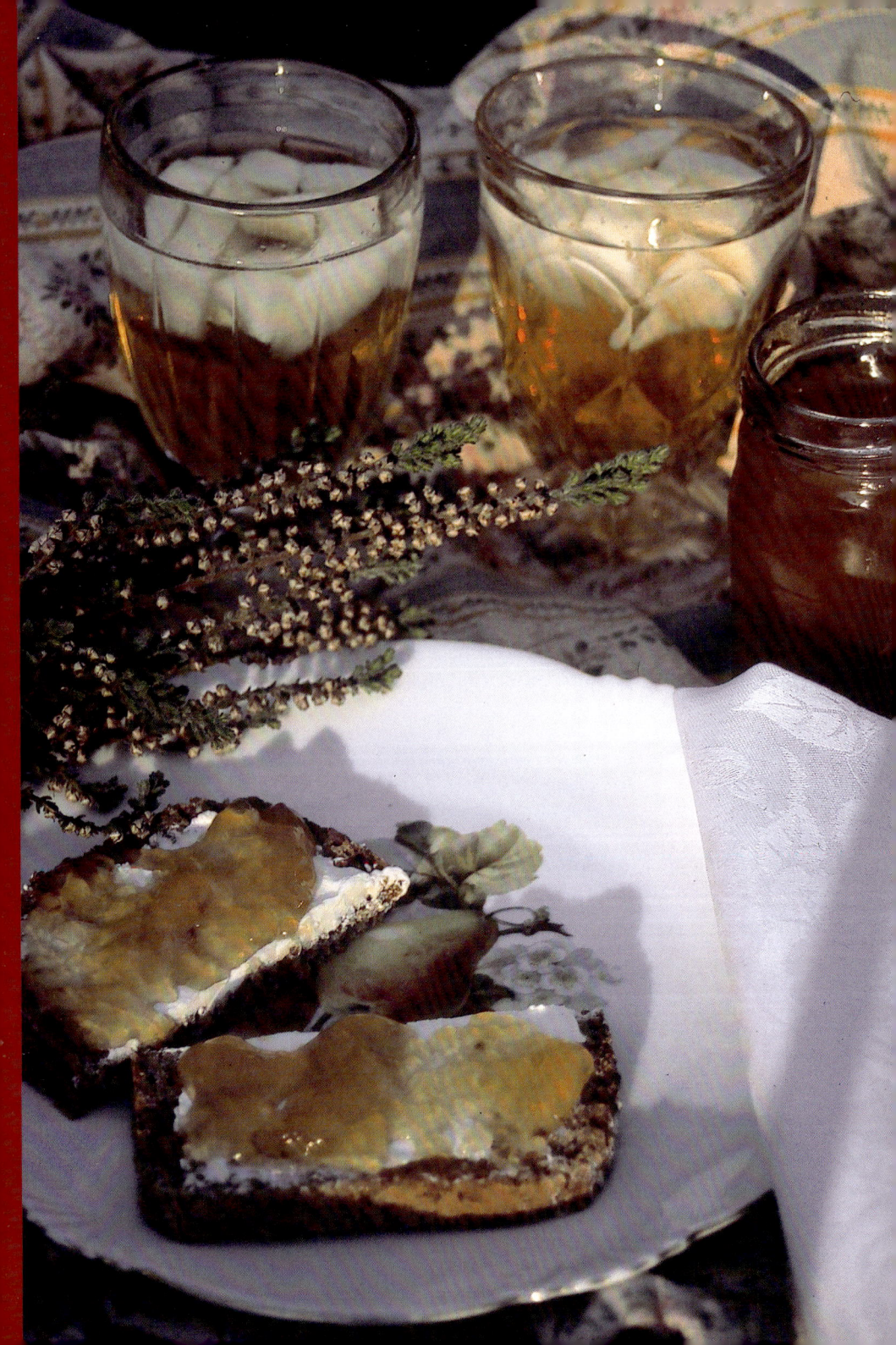

Holunderblüteneis

Aus dem Zucker und Wasser einen Sirup anrühren. Den Zitronensaft und fein geriebene Zitronenschale zugeben. Die Blüten in einem Baumwolltuch in den Sud hängen und 5 Min. bei schwacher Hitze ziehen lassen. Das Tuch auspressen und die Flüssigkeit in Behältern zu Eis gefrieren.

Zutaten:
25 g getrocknete Blütendolden,
150 g Zucker,
½ L Wasser,
1 unbehandelte Zitrone

Orangen-Gelee mit Holunderblütenmousse

Den Prosecco erwärmen und die eingeweichte ausgedrückte Gelantine darin auflösen. Mit Zucker, Zitronensaft und Vanille abschmecken, die gewürfelten Orangen zutun und alles für eine Stunde kalt stellen. In 50 ml erwärmter Sahne 1,5 Blatt zuvor eingeweichte, ausgedrückte Gelantine auflösen.

Den Holunderblütensirup mit dem Joghurt verrühren und die restliche Sahne steif schlagen. Die Joghurtmasse mit der Gelantine vermischen und anschließend die Sahne unterheben. Ebenfalls kühl stellen.

Das Gelee auf einem Teller mit dem Holunderblütenmousse anrichten. Mit Orangenschalenstreifen garnieren

3 geschälte, gewürfelte Orangen,
100 ml Prosecco,
Mark von 1 Vanilleschote
1 TL Zucker,
Zitronensaft,
3 Blatt Gelantine,
100 ml Holunderblütensirup,
100 ml Joghurt,
150 ml süße Sahne
1,5 Blatt Gelantine

linke Seite:
Holunderblütengelee und -bowle

Gebackene Holunderblüten

Aus Mehl, Milch, Ei und Salz einen Pfannkuchenteig herstellen und nach Belieben mit Vanille oder Zitrone verfeinern. Die Blüten waschen, trockenschütteln und in den Teig tauchen. In heißem Öl oder Butterschmalz in einer Pfanne ausbacken. Mit Puderzucker bestäuben und heiß servieren.
Auch mit Zimt bestreut oder mit Apfelmus reichen. Gebackene „Holderküchlein" wurden traditionell zur Sommersonnenwende zubereitet.

Zutaten:
8 frische Blütendolden,
250 g Mehl,
1 Ei,
2 EL Milch,
Salz,
Vanille,
Zitronenschale,
Puderzucker

Holunderblütenriegel

Den Dicksaft aufkochen und Zucker, Sahne und Butter hineingeben. Bei schwacher bis mittlerer Hitze dick einkochen. Ab und zu umrühren. Die Masse vom Herd nehmen, den Puderzucker einrühren und dann auf ein eingeöltes Blech gießen. Erkalten lassen und noch lauwarm in Riegel schneiden.

500g Holunderblütendicksaft,
500 g Zucker,
½ L Sahne,
2 EL Butter,
100 g Puderzucker

Beerenrezepte

Holunderbeersüßsaft

2 L Muttersaft mit 1 kg Zucker aufkochen und heiß in sterilisierte Flaschen füllen. Die Flaschen kurz auf den Kopf stellen.
Der Saft hält sich 2-3 Jahre.

2 L Muttersaft
1 kg Zucker

Holunderbeersirup

Holunderbeeren in einen Topf geben und gerade mit Wasser bedecken. Langsam erhitzen und 30 Min. ziehen lassen, bis die Beeren weich geworden sind.

Den Saft durch ein Tuch ablaufen lassen und abmessen. Für einen Liter Saft verwendet man 800-1000 g Zucker. Saft und Zucker erhitzen und 10 Min. kochen. Den fertigen Sirup in saubere Flaschen füllen und kühl und dunkel aufbewahren.

Zutaten:
frische Holunderbeeren
800g- 1kg Zucker

Holundergewürzsirup

Die Beeren mit den Gewürzen in einen Topf geben. Mit Wasser aufgießen, bis das Ganze knapp bedeckt ist und 30 Min. köcheln lassen. Anschließend durch ein Tuch über Nacht abtropfen lassen. Am nächsten Tag zu einem Sirup kochen. Auf 1L Saft kommen 1 kg Zucker. Heiß in saubere Flaschen füllen.

3 kg Holunderbeeren,
10 Korianderkörner,
1 Zimtstange,
2 Sternanis,
1 Päckchen
Zitronensäure,
geriebene Zitronen-
schale,
1,5 kg Zucker

Holunderbeermus

Die Beeren in einen Topf füllen, Boden mit Wasser bedecken und 30 Min. dünsten. Anschließend streicht man die Beeren durch ein Haarsieb und füllt das gewonnene Mus in Gläser. Diese werden bei 85 Grad 30 Min. sterilisiert.

nächste Seite:
Gebackene Holunderblüten

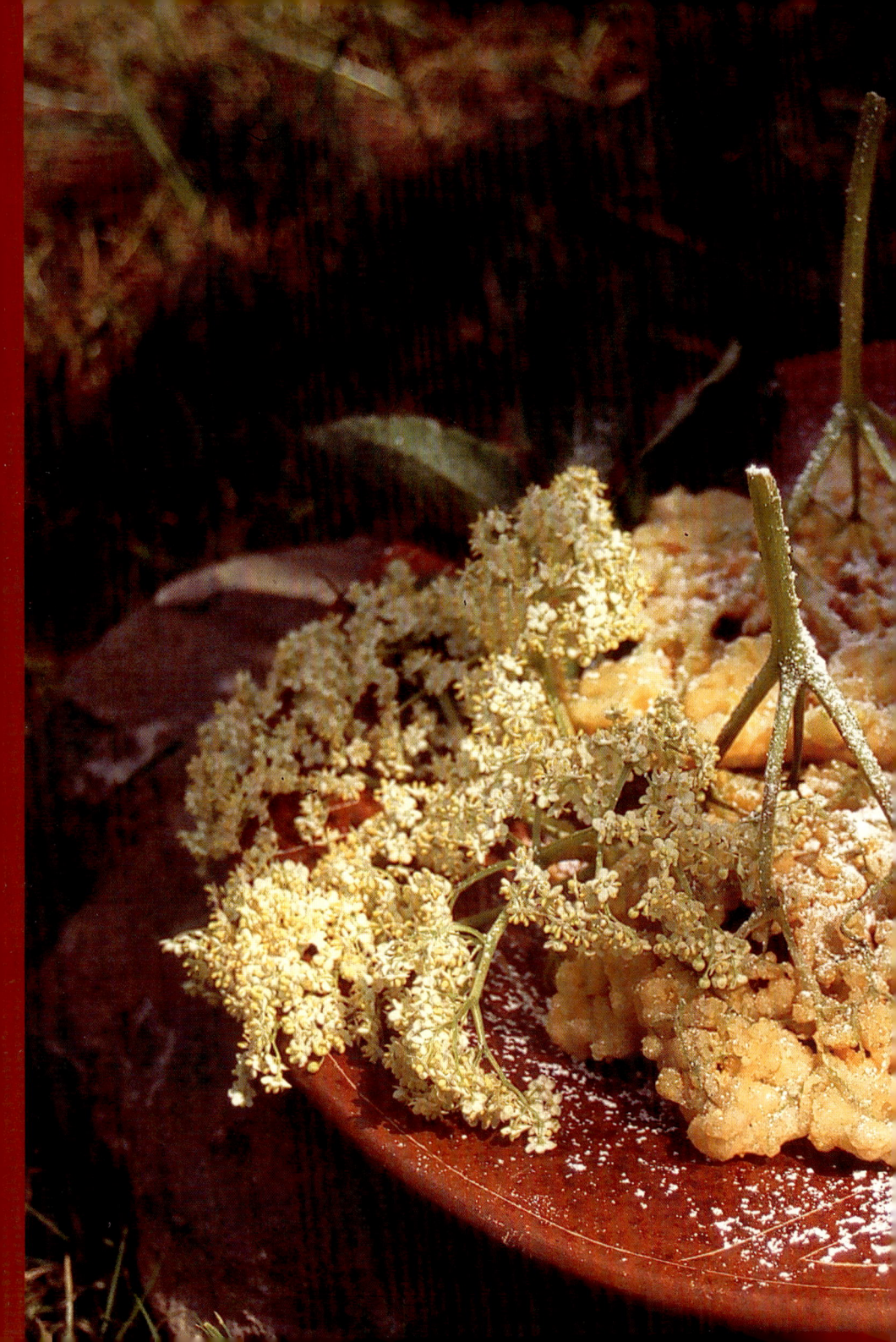

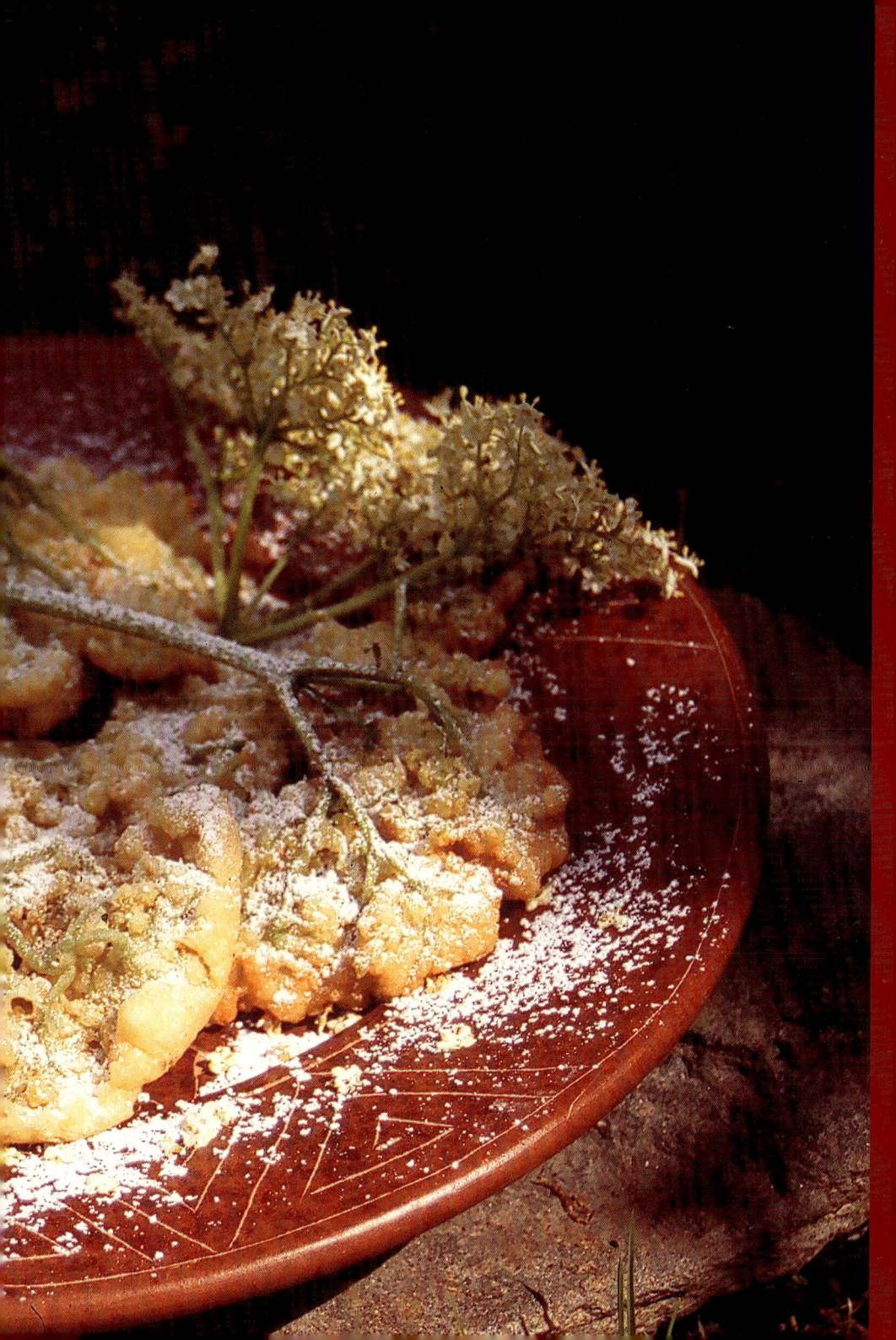

Holundermilch

1 L Milch, ½ L Holunderbeermuttersaft, Saft
von 1 oder 2 Zitronen, 4 EL Zucker
Alle Zutaten mischen und kalt servieren.

Zutaten:
Milch
Holunderbeersaft
Zitronen, Zucker

Holundersaftmixgetränke

Holunderbeersaft läßt sich mit verschiedenen
Säften und mit Sirup zu leckeren Drinks
mischen. Dazu eignen sich Apfel- und Oran-
gensaft sowie Himbeer- und Zitronensirup.
Einfach ausprobieren und je nach Belieben
Wasser oder Wodka zugeben.

Holunderpunsch

Alle Zutaten mischen und erhitzen. Mit Honig
süßen und in Gläser füllen. Bei Belieben mit
einer Zitronenscheibe garnieren oder auch 3 EL
Johannisbeer- oder Sauerkirschsaft zufügen.
Für Wintertage.

1 L Holundersaft,
1 L Wasser,
Saft von 1 Zitrone ,
1 Nelke,
1 Stück Zimtrinde,
Honig

Holunderglühwein

Den Saft mit den Gewürzen aufkochen, ziehen
lassen und anschließend abseihen. Süßen, den
Wein zugeben und erhitzen.

1 L Holundersaft,
1 L Rotwein,
3 EL Zucker oder Honig,
4 Nelken, 1 Zimtstange ,
1 TL geriebene Zitronen-
schale

Holunderwein

Die Beeren zerquetschen und ¼ L kochendes Wasser darübergießen. Die Nährstofftablette auflösen und dazugeben. Alles zusammen über Nacht stehenlassen. Am nächsten Tag 2,5 L lauwarmes Wasser, Pektinenzym und angesetzte Weinhefe zugeben. In einen Weinballon mit Gäraufsatz gießen und für 3 Tage stehenlassen. Danach durch ein Tuch abgießen und erneut in einen Ballon mit Gäraufsatz einfüllen. Nun an einem warmen Ort 6 Wochen gären lassen. Die klare Flüssigkeit absaugen und in Flaschen füllen. Im Spätsommer angefangen, ist der Wein zu Weihnachten fertig.

Zutaten:
450 g Holunderbeeren,
4 L Wasser,
1 kg Zucker,
Pektinenzym,
Weinhefe,
1 Nährstofftablette

Holunderapero

Holunderbeersirup mit Weißwein mischen und als Aperitif reichen. Schmeckt auch mit Holunderblütensirup ausgezeichnet.

Holunderbeergeist

1 Teil Holundersüßsaft, 1 Teil Kirschgeist; Beide Zutaten mischen und ein Gläschen genießen.

Holunderlikör

Die Beeren entsaften. Den Saft mit dem Zucker verrühren, bis er sich aufgelöst hat. Mit dem Alkohol vermischen und in Flaschen 3-4 Wochen ruhen lassen.
Anschließend den fertigen Likör durch ein feines Sieb seihen und in Flaschen füllen.

2 kg Holunderbeeren,
500g Zucker,
500 ml Gin oder Korn

nächste Seite:
Verschiedene Drinks vom Holunder

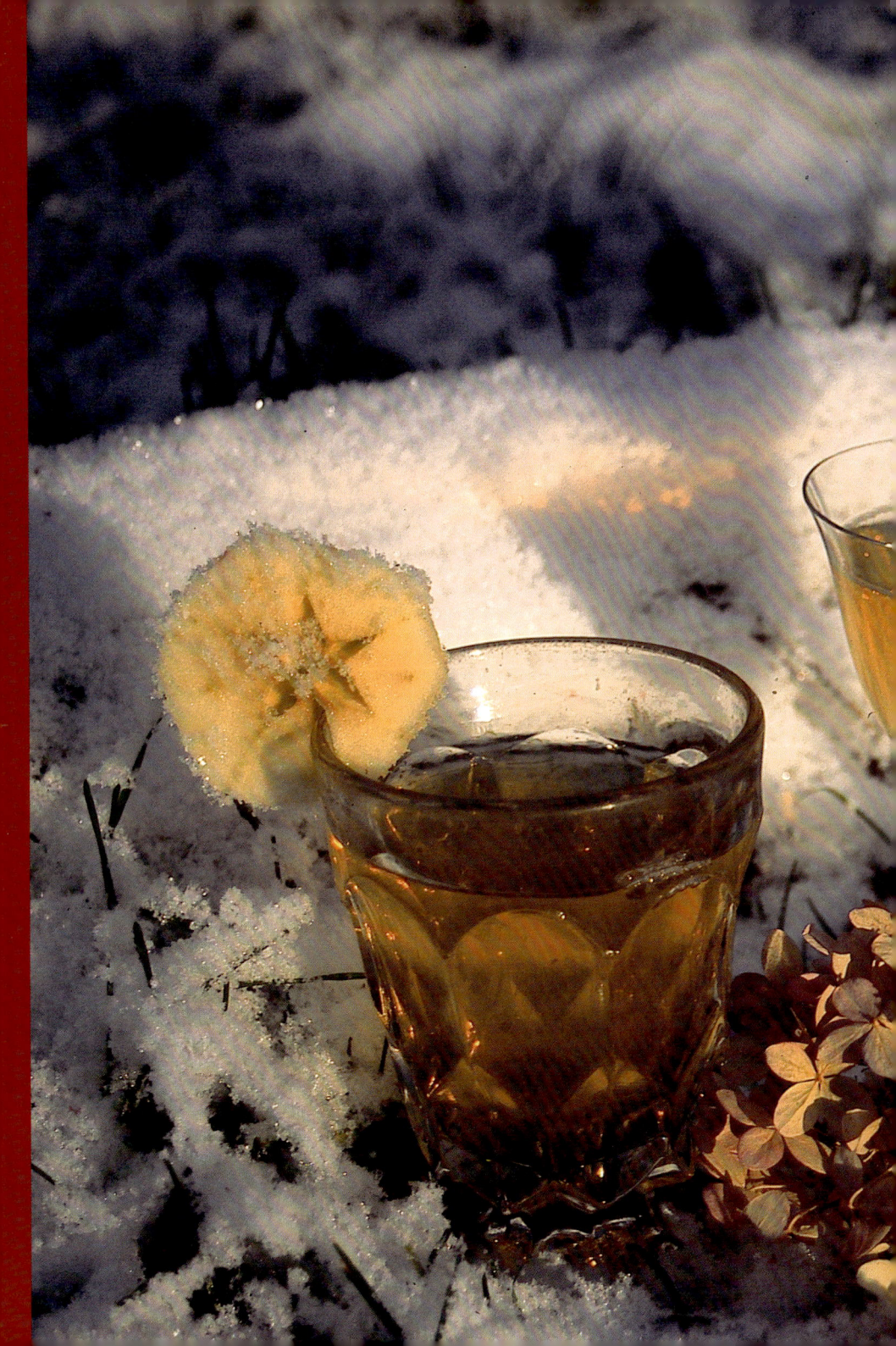

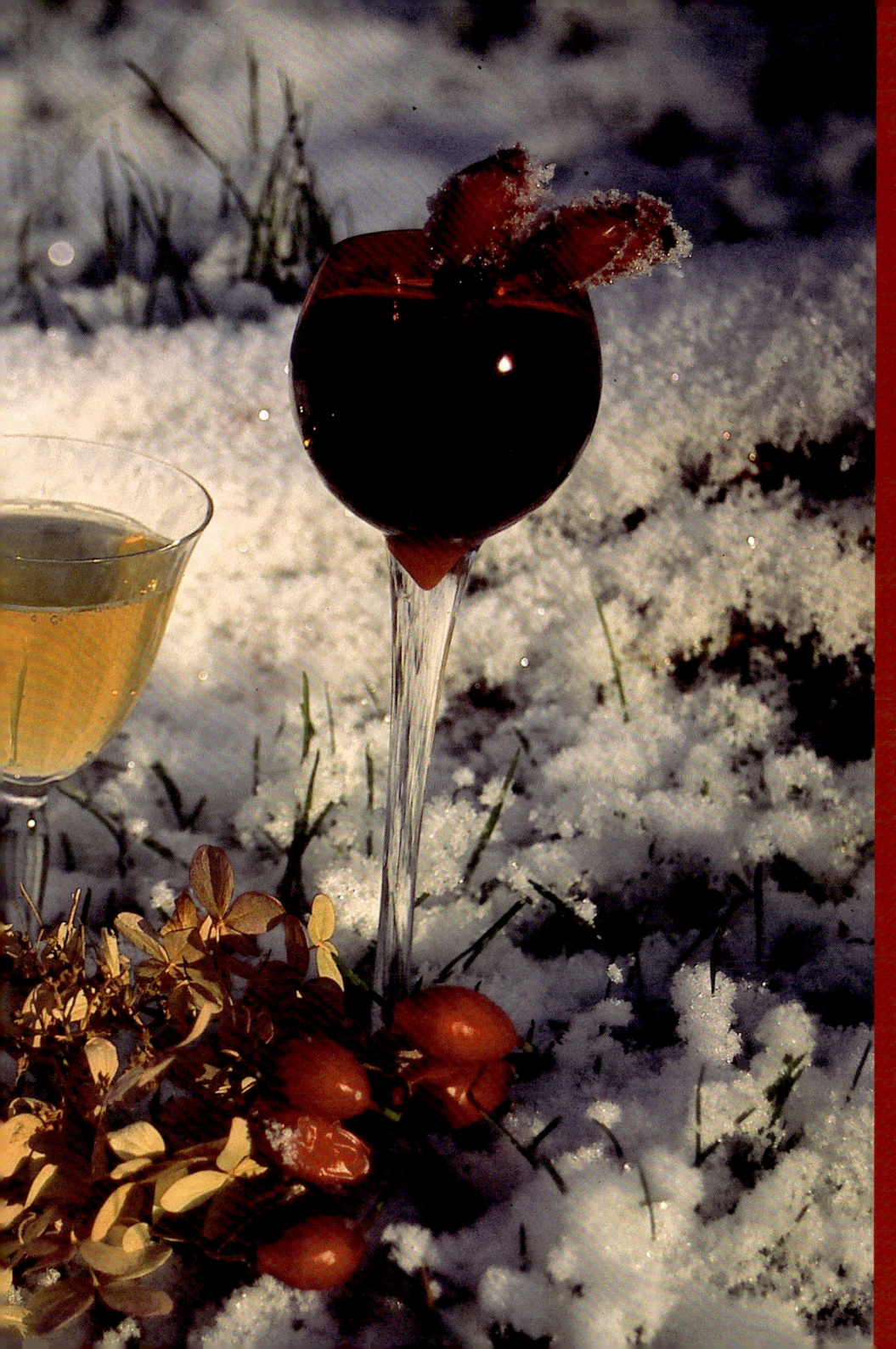

Holunder-Vanille-Likör

Die Beeren mit dem Wasser ca. 1 Stunde köcheln lassen. Dann über Nacht durch ein Tuch ablaufen lassen. Das Tuch ausdrücken und den gewonnen Saft mit der aufgeschnittenen Vanilleschote und dem Zucker aufkochen und 30 Min. köcheln lassen. Alles durch ein Sieb gießen, abkühlen lassen und mit dem Weingeist versetzen. In Flaschen füllen und noch 6 Wochen an einem kühlen Ort ziehen lassen.

Zutaten:
1,5 kg Holunderbeeren,
1 ¼ L Wasser,
1 Vanilleschote,
500 g Zucker,
500 ml Weingeist

Holunder-Minze-Likör

Für den Minzsirup ein nicht metallenes Gefäß mit 3-4 Handvoll frische klein gehackte Pfefferminze füllen. Mit 1 L Wasser übergießen und mit 1 kg Zucker und 25 g Zitronensäure versetzen. Alles gut verrühren und für 48 Stunden an einen kühlen dunklen Ort stellen. Ab und zu umrühren. Der Sirup nimmt eine rosa Farbe an. Abseihen und in saubere Flaschen füllen. Den Holundersaft mit dem Zucker und den Gewürzen erhitzen, bis sich der Zucker gelöst hat. Abseihen.
Anschließend den Wodka und den Minzsirup hineingeben und alles für mindestens 24 Stunden ziehen lassen. In saubere Flaschen füllen. Der Likör läßt sich mit Sahne zu einem Sahnedrink mischen.

700 ml Holundersaft,
700 ml Wodka,
200 ml Minzsirup,
300 g weißer Kandiszucker,
2 EL Anis,
Schale von 1 unbehandelten Zitrone,
1 Vanilleschote

Holunderlikör mit Gewürzen

Die Holunderbeeren mit Wasser übergießen und über Nacht stehenlassen. Am nächsten Tag die Gewürze zugeben und 30 Min. kochen lassen. Das Ganze durch ein Tuch pressen. Die Flüssigkeit mit dem Zucker aufkochen, abkühlen lassen und den Alkohol zugeben. In saubere Flaschen füllen und kühl lagern.

Zutaten:
2 kg Holunderbeeren,
2,5 L Wasser,
1 Vanilleschote,
2-3 Nelken,
geriebene Zitronenschale,
1,5 kg Zucker,
1 L Weingeist oder
½ L Korn, ¼ L Rum

Holunderbrandy

Den Saft je nach Belieben mit Zucker und Nelken aufkochen und Abkühlen lassen. Anschließend mit dem Branntwein versetzen und dann kühl in einem Fässchen oder einer Flasche lagern.

1 L Holunderbeer-muttersaft,
100 ml Malz-Branntwein, Zucker,
Gewürznelken

Holunder-Limetten-Drink

Limetten waschen, halbieren und klein schneiden. Für ein 250 ml Glas 100 ml Holundersüßsaft mit Limetten, Eis und Ginger-Ale auffüllen. Mit den Minzeblättchen garnieren.

Holundersüßsaft,
3 Limetten,
400 g Vollrohrzucker,
1 Flasche Ginger-Ale,
frische Minzblättchen,
zerstoßenes Eis

Holundersuppe

Die Beeren mit Zitronenschale, Zimt und Nelken in Wasser 10 Min. kochen. Durchsieben und Zucker oder Honig und Salz zugeben. Mit dem angerührten Stärkemehl andicken und nach belieben Rotwein oder Apfelsaft zufügen. Mit Mürbegebäck, gerösteten Semmelwürfeln oder süßen Eischneeklößchen anrichten. Zum Schluß einen Schuß süße Sahne obendrauf geben.

Zutaten:
500 g Holunderbeeren,
1 L Wasser,
geriebene Zitronenschale,
1 Stück Zimtrinde,
2 Nelken,
80 g Zucker oder Honig, Salz,
1 EL Stärkemehl,
1 Glas Rotwein oder Apfelsaft

Holundersuppe mit Äpfeln

Die Beeren mit der Zimtrinde in einem Liter Wasser aufkochen und 5 Min. ziehen lassen. Durch ein Sieb passieren und mit dem angerührten Puddingpulver und Zucker andicken. Dünn in Scheiben geschnittene Äpfel zugeben und eventuell mit zerbröseltem Zwieback bestreuen.

500 g Holunderbeeren,
3 Äpfel, 1 Stück Zimtrinde,
3 EL Zucker,
2 EL Puddingpulver Vanille,
Zwieback

Holundersuppe mit Zwetschgen

Die Äpfel mit den Zwetschgen weich kochen und durch ein Sieb streichen. Das Püree mit Wasser, Zucker und Holunderbeeren zu einer Suppe kochen. Mit Zimt abschmecken.

400 g Holunderbeeren,
2 saure Äpfel in Scheiben,
200 g entsteinte Zwetschgen, ½ L Wasser,
60 g Zucker, 1 Prise Zimt

Holundermüsli

Den Saft mit den Gewürzen aufkochen und mit Honig süßen. Den Vollkornzwieback in der Butter anschwenken und zu dem lauwarmen Saft geben. Etwas Milch oder Sahne zugeben und den geraspelten Apfel unterrühren.

$\frac{3}{8}$ L Holundersaft, Ingwer, Zimt, Nelken, Honig, Vollkornzwieback, Butter, Milch oder Sahne, 1 geraspelter Apfel

Holunderbeerenkompott
Alle Zutaten in einen Topf geben und zugedeckt bei schwacher Hitze weich dünsten

Holunder-Zwetschgen-Kompott
Die Beeren mit den Zwetschgen im Wasser weich kochen. Süßen und mit Zimt abschmecken.

Holunderspeise mit Äpfeln
Die Beeren im Wasser mit der Zitronenschale weich kochen. Durch ein Sieb rühren. Die Äpfel schälen, in Stücke schneiden und im Holundersaft dünsten. Mit dem angerührten Stärkemehl andicken, süßen und mit Zitronensaft abschmecken. Erkalten lassen.

Holunderkaltschale mit Grießklößchen
Die Beeren in 1 L Wasser 45 Min. lang weich dünsten. Anschließend durch ein Sieb passieren. Das Beerenmark in einem Topf mit Zucker, Zitronenschale, der Zimtstange und der angerührten Speisestärke unter Rühren aufkochen und den Apfel hinein reiben. Anschließend kalt stellen. In der Zwischenzeit die Klößchen zubereiten. Dazu die Eier mit dem Schneebesen schaumig schlagen. In einen Topf Milch, Zucker, Zitronenschale und Salz geben und aufstellen. Nach dem Aufkochen Grieß einrühren und 5 Min. ausquellen lassen. Dann die Eier unterheben und in den Kühlschrank stellen. Zum Anrichten die Kaltschale auf einem Teller verteilen, Grießklößchen abstechen und darauf verteilen.

Zutaten:
1 kg Holunderbeeren,
Saft einer Zitrone,
200 g Zucker,
¼ L Rotwein, 4 EL Wasser

10 Holunderbeertrauben,
10 Zwetschgen,
Zimt, Zucker oder Honig,
1 L Wasser

500 g Holunderbeeren,
1 L Wasser, geriebene Zitronenschale,
5 große Äpfel,
2 EL Stärkemehl,
4 EL Zucker,
Zitronensaft

1,2 kg Holunderbeeren,
geriebene Zitronenschale,
1 Zimtstange,
125 g Zucker,
1 säuerlicher Apfel,
1 EL Speisestärke, 2 Eier,
500 ml Milch,
Salz,
geriebene Zitronenschale,
50 g Zucker,
60 g Weizengrieß

Holunderbeerenparfait

Die Sahne mit dem Vanillezucker steif schlagen und kalt stellen. Das Eigelb in eine hitzbeständige Schale geben und mit dem Cognac und dem Puderzucker cremig rühren. Den Holundersaft zugeben. Die Schale in einen mit heißem Wasser gefüllten Topf stellen und alles mit dem Schneebesen cremig schlagen. Die geschlagene Sahne unterheben und in vorbereitete mit Frischhaltefolie ausgekleidete Förmchen füllen. Für 24 Stunden gefrieren. Zum Anrichten süßen Holundersaft mit angerührter Speisestärke andicken und als warme Soße drübergeben.

Zutaten:
3 Eigelb,
300 ml Sahne,
50 ml Holundersaft,
1 Gläschen Cognac oder Kirsch,
1 Päckchen Vanillezucker,
1 EL Zucker,
2 EL Puderzucker

Holundersahneeis

Die Beeren mit dem Zucker, der Zitronenschale und der Zimtstange aufkochen und 10 Min. ziehen lassen. Danach durch ein Sieb passieren. Die Sahne mit dem Vanillezucker steif schlagen. Das abgekühlte Mus unterheben und anschließend die Masse in eine Form oder Förmchen füllen, mit Alufolie bedecken und gefrieren. Mit kalt angesetztem Holunderblütensirup servieren.

500 g Holunderbeeren,
$\frac{1}{8}$ L Rotwein,
Schale von 1 unbehandelten Zitrone,
1 Zimtstange,
80 g Zucker,
200 ml Sahne,
1 Päckchen Vanillezucker

Holunder-Sahne-Creme

Die Beeren mit ½ L Wasser weich dünsten. Danach durch ein Sieb passieren und abkühlen lassen. Das Beerenmus mit Zitronenschale, Zimt, Zucker und der angerührten Speisestärke aufkochen. Die Sahne steif schlagen und etwa die Hälfte vom Beerenmus unterheben.
Das restliche Mus in Dessertschalen geben und die Holundersahne oben drauf geben.

600 g Holunderbeeren,
geriebene Zitronenschale,
1 Prise Zimt,
60 g Zucker,
2 TL Speisestärke,
400 g Sahne

rechte Seite:
Holunder-Sahne-Creme

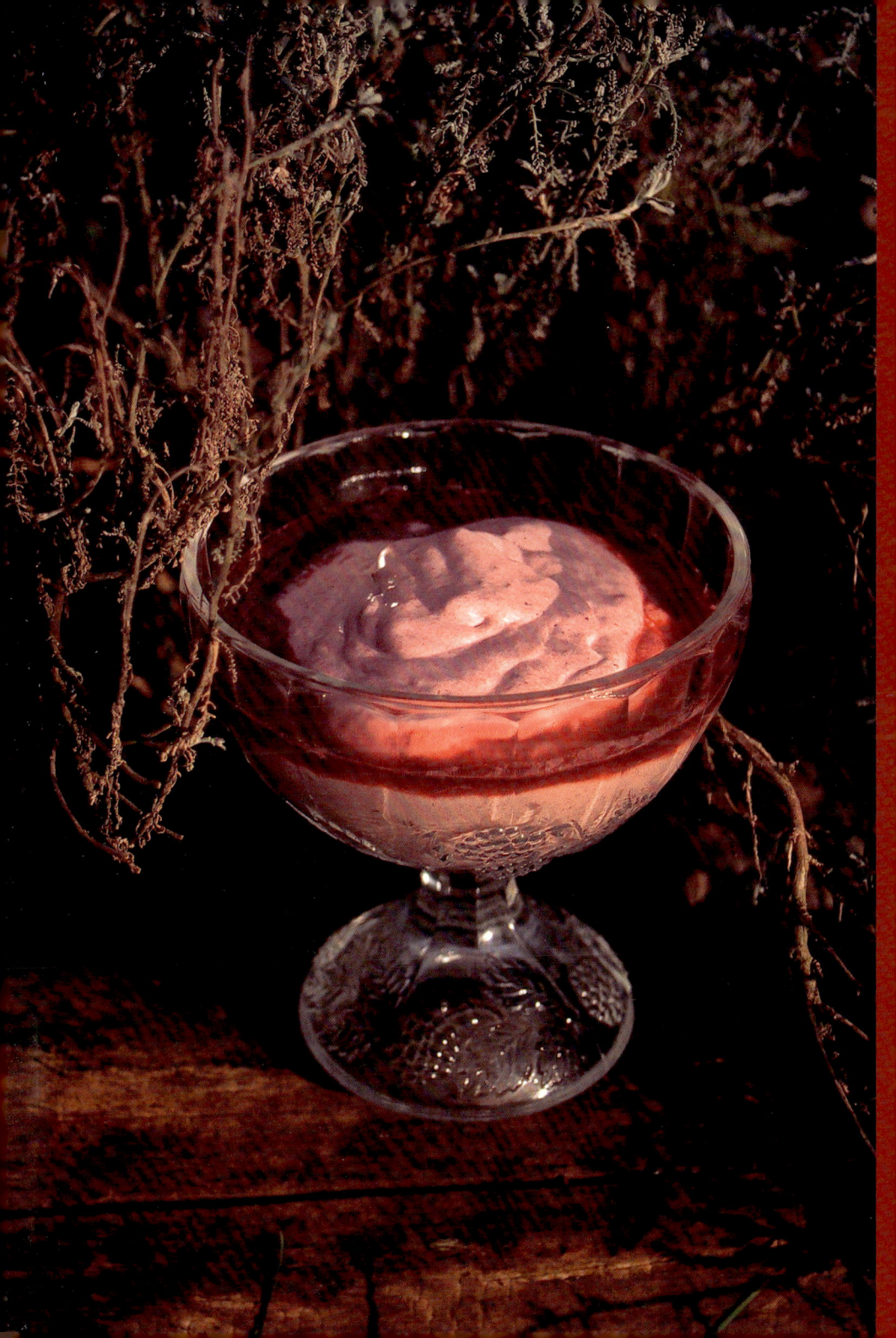

Quarkknödel auf Holunder-Pflaumen-Mus

Die Butter mit den Eiern und den Gewürzen schaumig schlagen. Anschließend den Quark unterheben und Mehl und Griess einrühren. Den Teig für 20 Min. kaltstellen. Dann daraus kleine Knödel formen und in kochendem Salzwasser ziehen lassen. In einer Pfanne Vollkornbrösel und gemahlene Nüsse in Butter goldgelb anrösten. Die Knödel darin wälzen. Die Pflaumen mit den Holunderbeeren in wenig Wasser dünsten und mit den Gewürzen abschmecken. Pürieren und auf einen Teller geben. Die Knödel obendrauf geben. Mit ein paar zerhackten Nüssen garnieren.

Zutaten:
60 g Butter, 2 Eier,
1 EL Honig,
½ TL Vanillepulver,
½ Zitrone, Salz,
250 g Quark, 100 g Mehl,
30 g Griess,
4 EL Vollkornbrösel,
3 EL gemahlene Haselnüsse, 250 g entsteinte Pflaumen, 250 g Holunderbeeren, 4 EL Honig,
1 TL Rum, 1 Prise Zimt,
Saft von 1 Zitrone

Birneneierkuchen mit Holunderbeersoße

In einem Topf 60 g Zucker unter Rühren karamellisieren. 3 EL vom Birnengeist zugeben und die Menge durch Kochen um die Hälfte reduzieren. Die geschälten Birnen in Scheiben schneiden und in der Karamellmasse schwenken, bis sie gar sind. Den Quark, Rahm, 2 EL Speisestärke, Eigelb mit 50 g Zucker, Zitronenschale und Vanillemark zu einem Eierkuchenteig verrühren. 2 EL Birnengeist zufügen. Das Eiweiß mit 50 g Zucker aufschlagen und unter die Quarkmasse unterheben. Den Eierkuchenteig in eine große Pfanne geben und im Backofen bei 200°C 4 Minuten backen. Anschließend den Holundersaft mit 40 g Zucker aufkochen und mit der angerührten Speisestärke andicken. Den Portwein und Holunderbeergeist abschmecken. Den großen Eierkuchen vierteln, mit den Birnen füllen und mit der Soße anrichten.

160 g Zucker, 4 Birnen,
4 EL Weißwein,
5 EL Birnengeist,
250 g Quark,
80 g Rahm,
2 EL Speisestärke,
3 Eigelb, 1 Vanilleschote,
1 TL geriebene Zitronenschale, 3 Eiweiß,
Puderzucker,
100 ml Holundersaft,
40 g Zucker,
1TL Speisestärke,
1 EL Portwein,
1 EL Holunderbeergeist

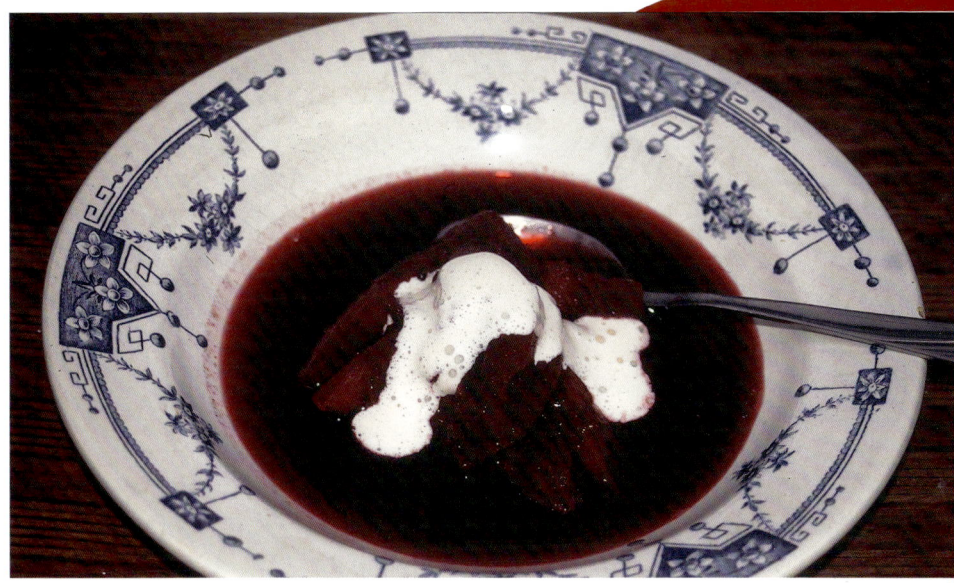

Holunderbeersuppe mit Äpfeln

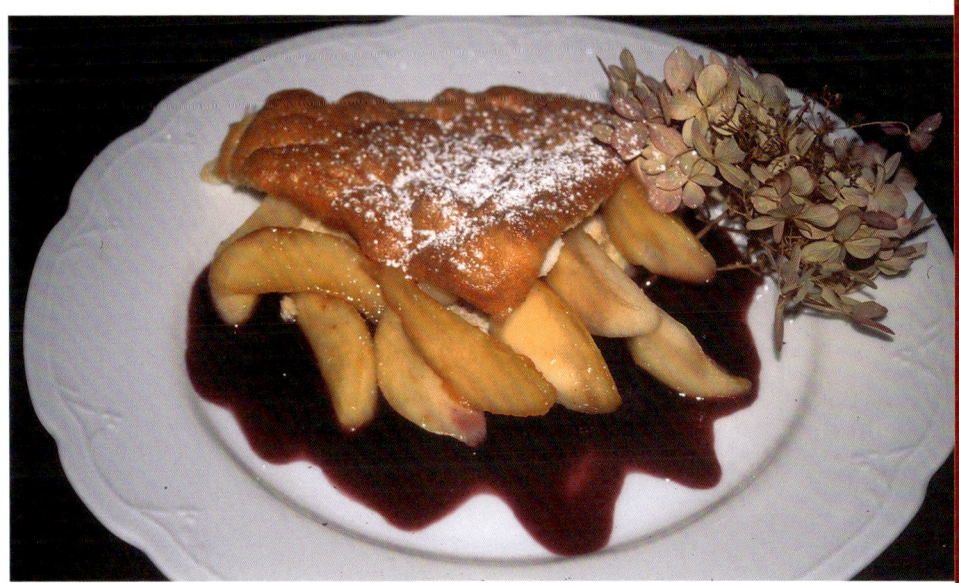

Birneneierkuchen mit Holunderbeersoße

Quitten- Holunderbeer- Soße

Die Säfte mischen und mit den Holunderbeeren, dem Vanillemark und dem Zucker aufkochen. 5 Min. köcheln lassen und durch ein Sieb rühren. Anschließend mit der angerührten Speisestärke binden. Ergibt eine süß-herbe Soße zu Süßspeisen und Desserts.

Zutaten:
½ L Quittensaft,
¼ L Holundersaft,
100 g Holunderbeeren,
200 g Zucker,
Mark einer Vanilleschote,
1 EL Speisestärke

Herzhaftes Holunderbeermus

Das Öl in einem Topf erhitzen und das Mehl darin rösten. Die Beeren und den Zucker oder Honig dazutun und alles durchrühren. Den Topf vom Herd nehmen und mit Butter, Salz und Muskat abschmecken. Alles nochmals 5- 10 Min. schwach köcheln lassen.
Mit Ziegenkäsevariationen, Rauchspeck oder Polenta anrichten.

1 EL Öl, 2 EL Mehl,
4 Tassen Holunderbeeren,
2 EL Zucker oder Honig,
30 g Butter Salz, Muskat

Kasseler in Holunderbeeren

In einen Brattopf Öl geben und erhitzen. Den Kasseler abspülen und trockentupfen. Ins heiße Öl legen. Die Wacholderbeeren zerreiben, mit Salz und Pfeffer vermengen. Die Zwiebeln klein schneiden. Alles zu dem Kasseler geben. Den Kasseler von beiden Seiten anbraten, dann mit etwas Brühe ablöschen. Den Holundersaft zugeben und ca. 45 Min. schmoren lassen. Dabei einmal wenden.
Nach 20 Min. die Backpflaumen zugeben.

1 kg Kasseler,
200 g Zwiebeln,
3 Wacholderbeeren,
Salz, Pfeffer,
250 ml Holundersaft,
100 g Backpflaumen,
Brühe

rechte Seite:
Herzhaftes Holundermus
mit Ziegenkäse

nächste Seite:
Kasseler in Holunderbeeren

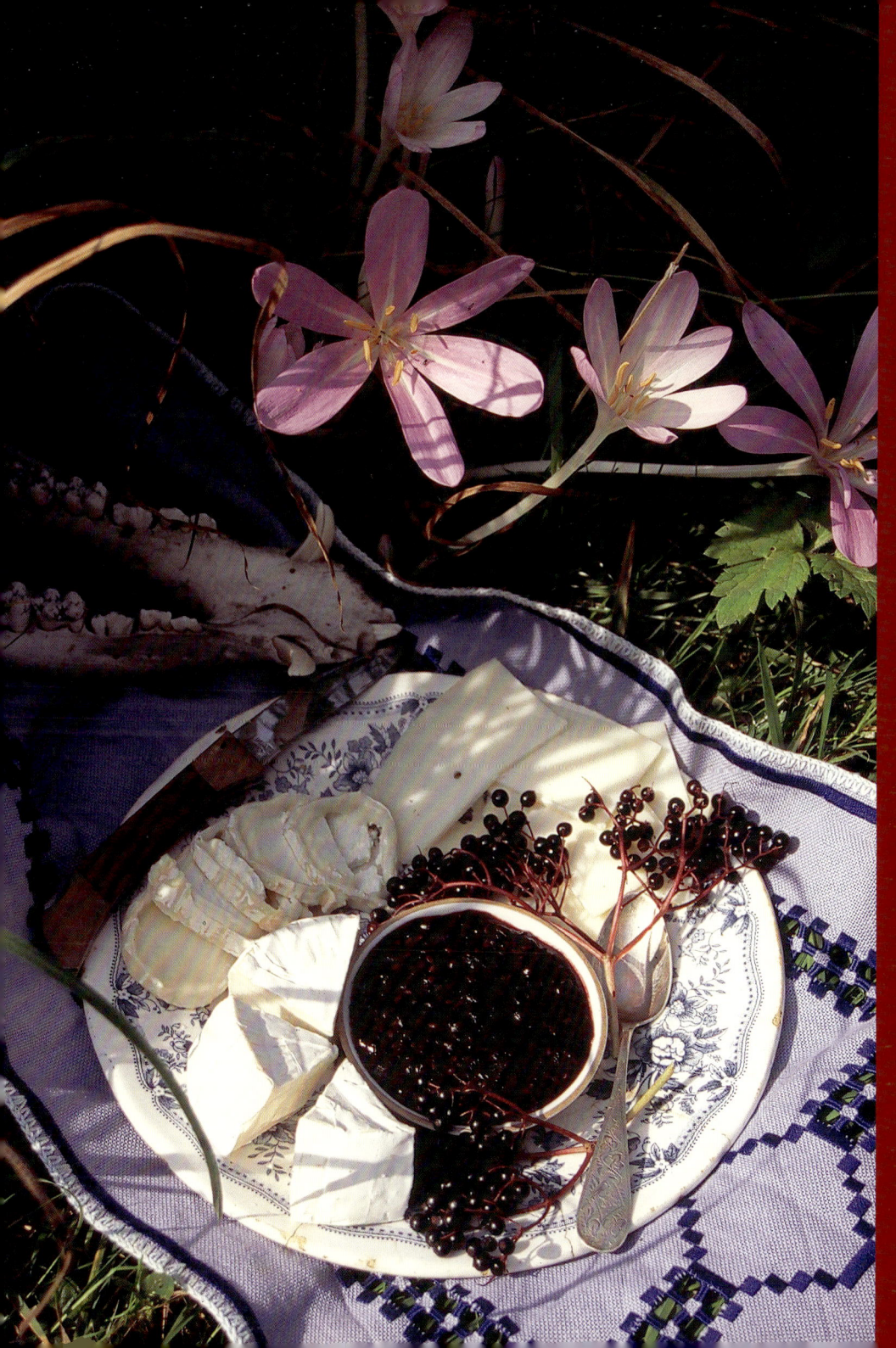

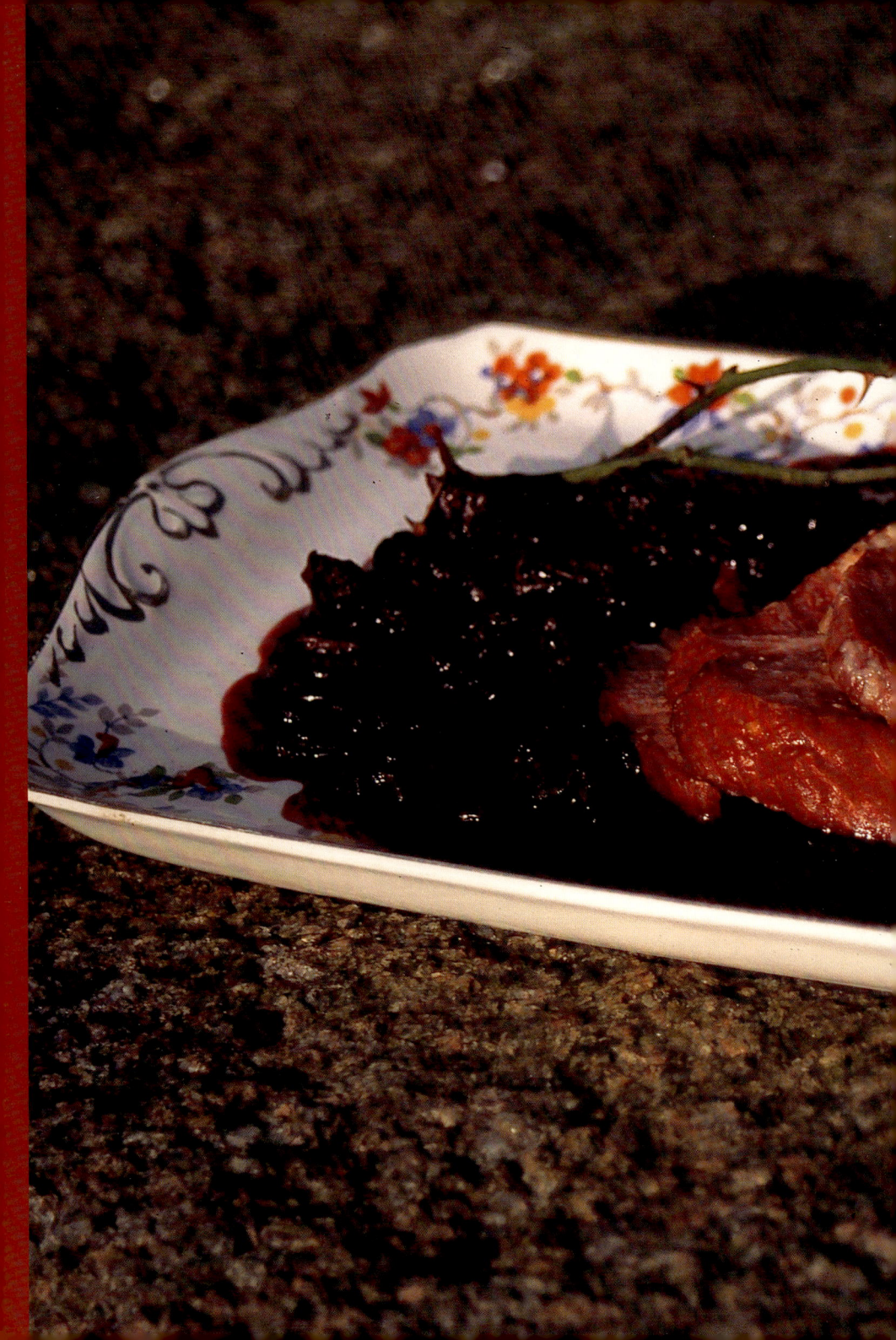

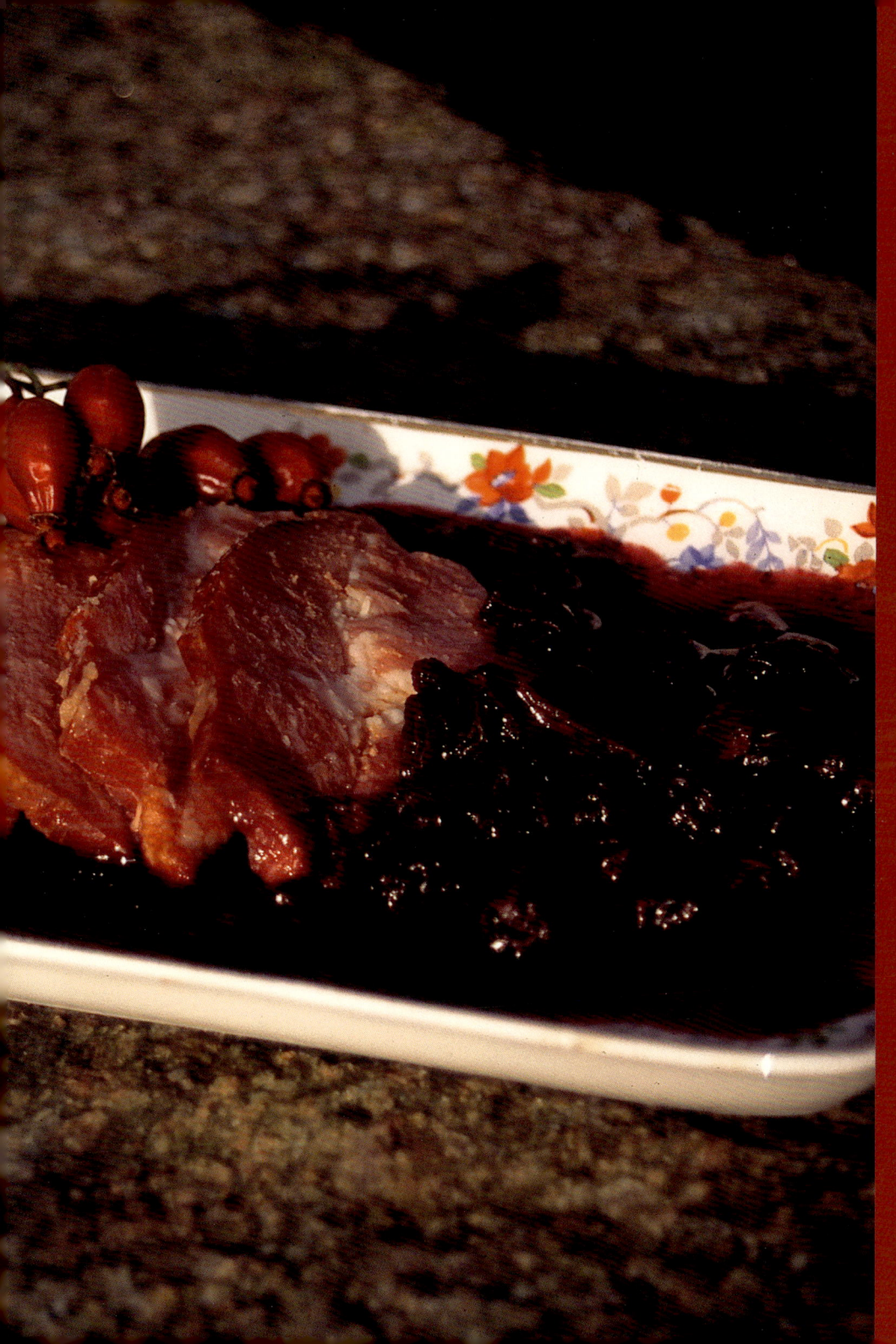

Holunderchutney

Die Schalotte und den Knoblauch fein würfeln. Zusammen mit dem Ingwer in den in einer Pfanne erhitzten Honig geben und anbraten. Die Zitronenschalenstreifen zugeben und alles mit Essig ablöschen. Etwas köcheln lassen. Anschließend die Holunderbeeren zugeben und weiter köcheln lassen. Mit Salz, Chili und Zucker abschmecken und mit der angerührten Speisestärke andicken.
Zum Schluß das Koriandergrün untermischen.
Passt gut zu Wildfleisch.

Zutaten:
250 g Holunderbeeren,
60 g Zucker,
1 Schalotte,
2 Knoblauchzehen,
1 EL gehackter Ingwer,
2 EL Honig,
Zitronenschale in Streifen,
8 EL Balsamessig,
1 EL Speisestärke,
Salz, Cilipulver,
Koriandergrün

Eingelegte Holunderbeeren

Die Holunderbeeren pürieren und mit den übrigen Zutaten aufkochen.
Anschließend noch 20 Min. ziehen lassen. In Gläser füllen und kühl aufbewahren.
Sehr gut als Beilage zu Wildgerichten.

675 g Holunderbeeren,
50 g brauner Zucker,
¼ L Balsamessig,
1 rote Zwiebel,
50 g Rosinen,
1 TL Ingwer, fein gehackt,
Salz, Pfeffer, Muskat

Holunderbeerdip

Die Birne zerdrücken und mit dem Schmand, der Marmelade, Salz und Pfeffer vermischen.
Zu Fondue, Raclette und zu Grillfleisch reichen.

100 g Holunder-
marmelade,
100 g Schmand,
1 kleine weiche Birne,
Salz, frisch gemahlener
schwarzer Pfeffer

Holunderbeeressig

Den Essig erwärmen und den Zucker und die Gewürze hinzufügen. Zum Kochen bringen und 5 Min köcheln lassen. Nun die Gewürze herausnehmen und die Beeren zugeben.
Nochmals 10 Min. köcheln lassen. Anschließend durch ein Sieb gießen und in Flaschen füllen. Passt gut zu Salaten, wie Löwenzahn, Radicchio, Feldsalat und Rauke.

Zutaten:
600 ml Balsamicoessig,
500 g Holunderbeeren,
300 g brauner Zucker,
1 Zimtstange,
1 Nelke

Holundermuffins

Das Mehl mit dem Backpulver in eine Schüssel sieben und mit Zucker und Salz mischen. Öl, Eiern und Joghurt cremig rühren.
Zu der Mehlmischung geben und alles dann mit dem Schneebesen verrühren. Anschließend die Beeren unterheben. Den Teig in gefettete Muffinförmchen füllen und im vorgeheizten Backofen bei 175°C 20 Min. backen. Nach dem Abkühlen mit Puderzucker bestreuen.

200 g Holunderbeeren,
250 g Mehl,
2 TL Backpulver, Salz,
80 g Zucker,
90 ml Öl,
2 Eier,
200 g Joghurt,
Puderzucker

Holunderplätzchen

Die Butter im Topf zergehen lassen und mit Zucker, Eier Salz, Zitronenaroma, Milch und Salz mischen. Dann das Mehl mit dem Backpulver darüber sieben und zu einem Teig glattrühren. Zum Schluss die Holunderbeeren unterrühren. Mit dem Esslöffel kleine Plätzchen abstechen und auf ein gefettetes Blech setzen. Im vorgeheizten Backofen bei 180°C 15 Min backen.

100 g Butter,
200 g Zucker,
2 Eier,
2 EL Milch,
200 g Mehl,
½ Päckchen Backpulver,
Salz, Zitronenaroma,
1 Tasse Holunderbeeren

Holunderbaiser

Eiweiß steif schlagen, nach und nach Zucker einrieseln lassen.
Zum Schluss den Holundersaft zugeben und nochmals mixen. Auf ein Backblech kleine Baiser spritzen und im vorgeheizten Backofen bei 100°C 50 Min. trocknen.

Zutaten:
8 Eiweiß,
450 g Zucker,
4 EL Holundersaft

Holunder- Haselnuss- Plätzchen

Butter und Zucker schaumig rühren. Die Eier, Salz und Vanillezucker zugeben. Das Mehl mit dem Backpulver darübersieben und zu einem Teig verarbeiten. Die Haselnüsse zugeben und alles gut verkneten. Kleine Kugeln formen, und in die Mitte eine Mulde drücken. Holunderbeergelee hineingeben, auf ein Blech legen und im vorgeheizten Backofen bei 180°C 12-15 Min. backen. Ergibt ca. 40 Stück.

250 g Mehl,
1 TL Backpulver,
150 g Zucker,
1 Päckchen Vanillezucker,
1 Ei, 150 g gemahlene Haselnüsse,
125 g Butter,
Salz,
Holunderbeergelee

Holundertorte

Aus Mehl, Butter und Salz einen Knetteig herstellen. Die saure Sahne zugeben und nochmals gut durchkneten. Für eine Stunde in den Kühlschrank stellen. Die Beeren mit dem Zucker in einem Topf erwärmen und Mandeln, Zimt, Vanille, Zitronenschale und Rum zugeben. Alles gut umrühren. Das Eiweiß steif schlagen und unter die Masse geben. Eine Springform mit dem gekühlten Teig auskleiden und die Beerenmasse darauf verteilen. Bei 170°C 40 Min. backen. Mit frisch geschlagener Sahne reichen.

200 g Mehl,
125 g Butter,
3 El saure Sahne,
Salz,
5 Tassen Holunderbeeren,
2 Tassen gemahlene Mandeln, 3 Eiweiß,
geriebene Zitronenschale,
Zimt, Vanille,
1 Gläschen Rum oder Kirschgeist

rechte Seite:
Holunderbaiser

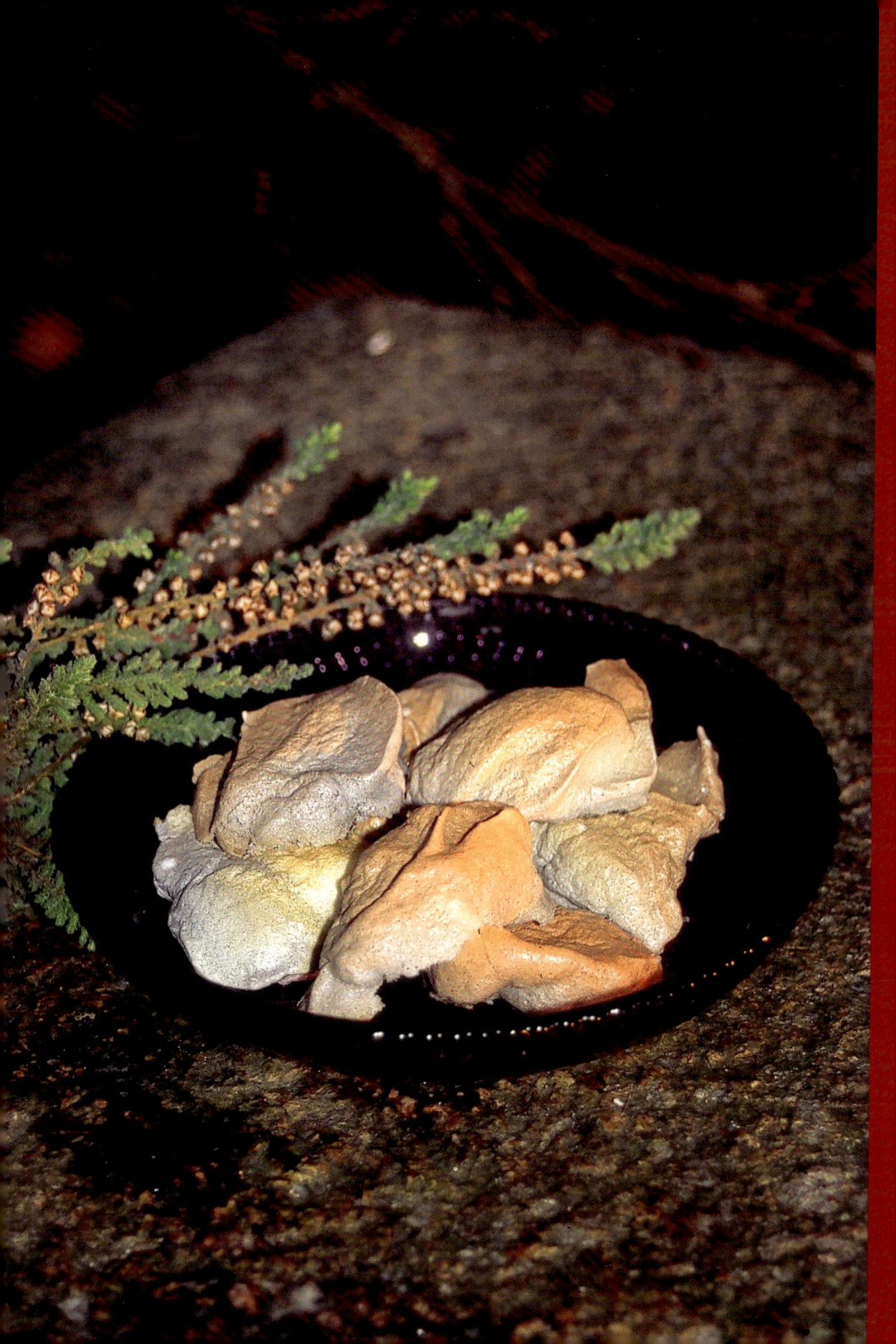

Holundergelee

Den Muttersaft mit dem Apfelsaft mischen und zum Kochen bringen. Den Zucker zugeben und bis zur Gelierprobe kochen. Dabei ab und zu abschäumen.

Zutaten:
1 L Holunderbeermuttersaft, ½ L Apfelsaft, 1 kg Zucker

Holunder-Apfel-Gelee

Die klein geschnittenen Äpfel mit den Beeren mischen. Etwas Wasser zugeben und 5 Min. dünsten. Über Nacht stehen lassen und anschließend durch ein Tuch gießen und ausdrücken. Die Saftmenge abmessen. Auf einen Liter kommen 800-900g Zucker. Beides zusammen mit der Orangenschale und der Zimtstange erhitzen. Bis zur Gelierprobe kochen, Gewürze entfernen und in Gläser abfüllen. Nach Belieben etwas Holundergeist oder Calvados aufträufeln.

1,5 kg Äpfel
(z. B. Gravensteiner),
2 kg Holunderbeeren,
Schale einer unbehandelten Orange,
1 Zimtstange,
Zucker

Holunder-Birnen-Gelee

Die Beeren mit den Birnen in dem Wasser weich dünsten, abseihen und die Fruchtmasse durch ein Sieb passieren. Das gewonnene Fruchtmark mit den Gewürzen, Zitronen und Gelierzucker vermengen und unter ständigem Rühren zum Kochen bringen.
Ca. 4 Min. sprudelnd kochen lassen. Anschließend heiß in vorbereitete Gläser füllen.

500 g Holunderbeeren,
500 g reife Birnen, geviertelt, 1 L Wasser,
1 kg Gelierzucker,
1 TL Zimt,
1 TL Kardamom,
Saft von 2 Zitronen

Holunder-Limetten-Gelee

Die Beeren mit ¼L Wasser und dem Koriander aufkochen und weich dünsten. Durch ein Sieb gießen und den gewonnenen Saft wiegen.
3 Limetten waschen und filitieren. Von der Schale dünne Streifen abhobeln. Die übrigen Limetten auspressen. ½ L Holundersaft mit dem Limettensaft, den Limetten und der Schale vermengen. Aufkochen und mit dem Gelierzucker zu Gelee verarbeiten.

Zutaten:
1 kg Holunderbeeren,
5-6 unbehandelte Limetten,
1 TL Korianderpulver,
1 kg Gelierzucker

Holunder-Granatapfel-Gelee

Flüssigkeiten gemeinsam aufkochen und mit dem Gelierzucker nach Anleitung gelieren.

700 ml Holundersaft,
70 ml Granatapfelsirup,
Gelierzucker

Holundermarmelade

Die Beeren wiegen und nach Anleitung mit dem Gelierzucker vermengen, Zitronenschale und Zimt zutun. 2 Stunden ziehen lassen und dann aufkochen. Heiß in vorbereitete Gläser füllen.

500 g Holunderbeeren,
1 Pk. Gelierzucker,
Zitronenschale,
1 Zimtstange

Holunder-Hagebutten-Marmelade

Die Beeren in ¼ L Wasser 3 Min. kochen, die Hagebutten nach dem Entkernen 3 Min. in ⅛ L Wasser kochen. Beide Früchte zu einem Mus passieren und mischen.
Das Mus wiegen und nach Anleitung mit dem Gelierzucker aufkochen. Anschließend heiß in vorbereitete Gläser füllen.

750 g Holunderbeeren,
1000 g Hagebutten,
Gelierzucker

Holunder-Möhren-Marmelade

Die Beeren und die Möhren mit je $\frac{1}{8}$ L Wasser weich kochen. Die Beeren passieren und die Möhren zerdrücken. Das Mus mischen und wiegen. Dann nach Anleitung mit dem Gelierzucker aufkochen und in Gläser füllen.

Zutaten:
350 g Holunderbeeren,
400 g Möhren,
Gelierzucker

Holunder-Quitten-Marmelade

Die Beeren mit $\frac{1}{8}$ L Wasser, die klein geschnittenen Quitten mit $\frac{1}{4}$ L Wasser weich kochen und anschließend passieren. Dann wiegen und nach Anleitung mit dem Gelierzucker aufkochen. Heiß in vorbereitete Gläser füllen.
Für das gleiche Herstellungsverfahren sind Äpfel, Birnen, Pflaumen, Sauerkirschen und Johannisbeeren geeignet. Man kann auch gehackte Walnüsse zugeben.

750 g Holunderbeeren,
750 g Quitten,
Gelierzucker

Wildbeerenmarmelade mit Holunderbeeren

Die Weißdornfrüchte mit den Berberitzen 5 Min. in $\frac{1}{4}$ L Wasser weich kochen und anschließend passieren. Mit den Holunderbeeren ebenso verfahren, aber nur 3 Min. lang. Das Mus mischen und wiegen. Dann nach Anleitung mit dem Gelierzucker aufkochen und in Gläser füllen.

1 kg Weißdornfrüchte,
125 g Berberitzen,
750 g Holunderbeeren,
Gelierzucker

Elixier für ein langes Leben

je 1 Teil
Eibisch
Feigen
Galgant
Holunderblüten
Ingwer
Kampfer
Nelkenwurz (Wurzel)
Lavendel
Muskatnuss
Nelken
Rosenblüten
Pfefferkörner
Rosinen
Salbei
Zimt

Alle Zutaten zerkleinern und in ein 1-Liter-Glas zur Hälfte damit befüllen. Mit Weinbrand aufgießen und 3 EL. Honig hinzufügen. Danach 14 Tage im Sommer in die Sonne stellen. Anschließend abseihen und in eine dunkle Flasche füllen.

Dieses Rezept ist dem Lebenselixier für Kaiser Friedrich III. (ca. 1460) nachempfunden. Lebenselixiere haben seit der Antike Tradition und sollen den Verdauungstrakt wärmen und anregen und die Lebenskraft steigern. Ab dem mittleren Lebensalter kann tgl. 1El. des Elixiers eingenommen werden.

Rezepte

Verzeichnis der Rezepte

Rezepte

Eigene Rezepte

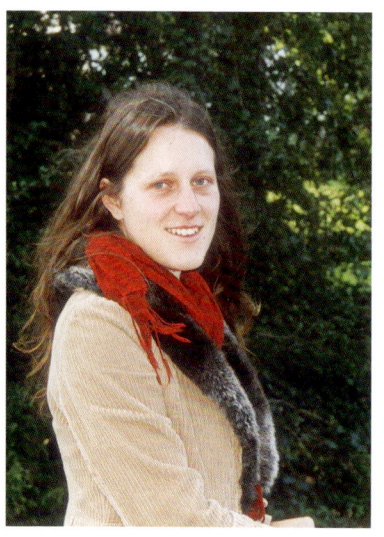

Die Autorin:

Krystin Liebert, geb 1977 in Schwerin.
Lebt mit ihrer Familie in Mecklenburg.
Zur Zeit Studium der Medizin im Prak-
tischen Jahr.
Fortbildungen in traditioneller abendlän-
discher Medizin und Phytotherapie.
Gibt Heilpflanzenseminare- und Wande-
rungen. Im Demmler Verlag sind von ihr
als Herausgeberin erschienen:
Rügen, Neue Sagen und Geschichten und
Fischland, Darß & Zingst, Sagen und Ge-
schichten.

Literatur- und Quellenverzeichnis

ASCHNER, Bernhard, Paracelsus-Sämtliche Werke, Verlag Eick, 1993

BÄCHTOLD-STÄUBLI, Hanns, Handwörterbuch des deutschen Aberglaubens Originalausgabe 1927,De Gruyter, 1987
BOERICKE, William, Handbuch der homöopathischen Materia medica, Haug 1992

DÖRFLER, Friedrich, Roselt ,Gerhard: Unsere Heilpflanzen, Urania- Verlag 1967

GESSNER Cunrat, Von allerhand künstlichen und bewerten Oelen/Wasseren/und heimlichen Arzneien, Anligna- Verlag 1779

HELM, Eve Marie, Feld-,Wald-& Wiesenkochbuch, BLV Verlagsgesellschaft mbH 1978
Heilschnäpse und Liköre selbst gemacht, Buchkreativ, 2004

KALBERMATTEN, Roger, Wesen und Signatur der Heilpflanzen, AT Verlag, 2002

MÜLLER, Ferdinand, Kräuterbuch, Verlag der Ebner`schen Buchhandlung, 1892
MÜLLER.-EBELING, Claudia, u.a. Hexenmedizin, AT-Verlag 1999

RIPPE, Olaf u.a., Paracelsusmedizin, AT Verlag 2001

PELIKAN, Wilhelm, Heilpflanzenkunde 2, Verlag am Goetheanum 1962
Phillips Roger, Das Kosmosbuch der Wildfrüchte,Franckh`sche Verlagshandlung 1984

STASSMANN, Rene A., Baumheilkunde, AT Verlag, 1994
SÖHNS, Franz,Unsere Pflanzen,Verlag B.G.Teubner 1912

TABERNAEMONTANUS, Jacobus Theodorus, Kräuterbuch(1731), Konrad Kölbl, 1993
TSCHARNER, Gisula, Hexentrank und Wiesenschmaus, AT Verlag 2001

Vegetarisch kochen, Grüner Zweig, 1995

Wala Arzneimittelverzeichnis, Wala Heilmittel GmbH, 2005
WIELOCH, Elisabeth, Gesund durch Obst, Fachbuchverlag Leipzig 1960
WILLFORT, Richard, Gesundheit durch Heilkäuter, Rudolf Trauner Verlag, 1959
www.chefkoch.de

Fotonachweis:

Sämtliche Fotos im Buch Krystin Liebert

Illustrationen:

Andreas Trosky

Notizen

Notizen

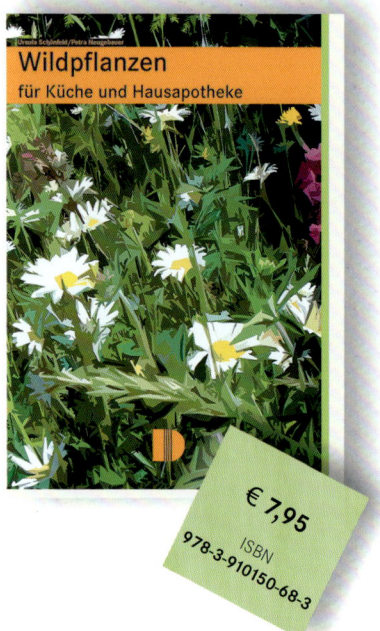

Wildpflanzen
für Küche und Hausapotheke

€ 7,95
ISBN
978-3-910150-68-3

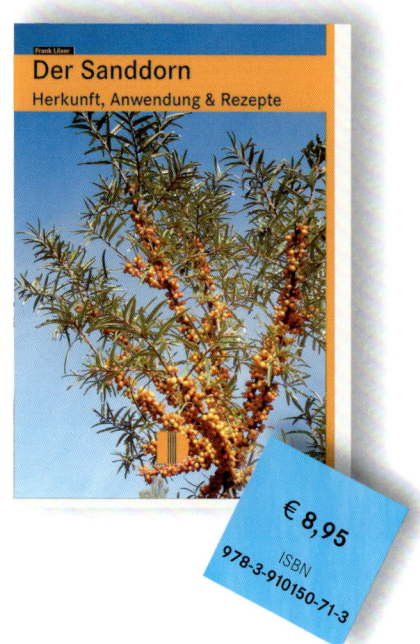

Der Sanddorn
Herkunft, Anwendung & Rezepte

€ 8,95
ISBN
978-3-910150-71-3

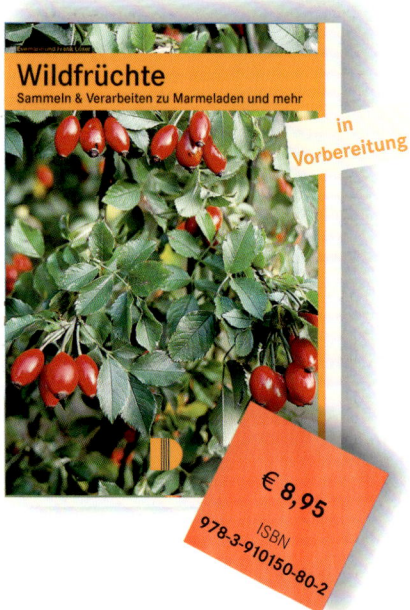

Wildfrüchte
Sammeln & Verarbeiten zu Marmeladen und mehr

in
Vorbereitung

€ 8,95
ISBN
978-3-910150-80-2

Erhältlich in jeder Buchhandlung oder direkt beim Verlag
www.demmlerverlag.de
info@demmlerverlag.de